看護現場で「教える」人のための本

教える側 と 教わる側
のミスマッチを防ぐために

新保幸洋

医学書院

著者略歴

新保幸洋(しんぽ　ゆきひろ)

1964 年　兵庫県生まれ
1988 年　東邦大学理学部生物学科卒業(理学士),1990 年　横浜国立大学大学院教育学研究科修士課程修了(教育学修士),2003 年　大正大学大学院文学研究科より文学博士を授与
1990 年　東邦大学教員養成課程助手,1993 年　同大理学部講師,2003 年　同大理学部助教授,2006 年　同大理学部准教授
2010 年　東邦大学理学部教授(現在に至る)
専攻:教師教育学・教育方法学・臨床心理学
主な著作:「子どもの発達と学習」(共著)新曜社 2000 年　「こころに気づく」(共著)日本評論社 2007 年　「統合的心理臨床への招待」(共著)ミネルヴァ書房 2007 年　「心理療法がうまくいくための工夫」(共著)金剛出版 2009 年「統合的心理援助への道」(共著)金剛出版 2010 年　「統合的心理療法の事例研究」村瀬嘉代子主要著作精読(編著)金剛出版 2012 年

看護現場で「教える」人のための本
——教える側と教わる側のミスマッチを防ぐために

発　行　2021 年 10 月 15 日　第 1 版第 1 刷©
　　　　2022 年 10 月 1 日　第 1 版第 3 刷
著　者　新保幸洋
発行者　株式会社　医学書院
　　　　代表取締役　金原　俊
　　　　〒113-8719　東京都文京区本郷 1-28-23
　　　　電話　03-3817-5600(社内案内)
印刷・製本　アイワード

はじめに

　本書は，院内で教育や指導を行っている臨地実習指導者，プリセプター，新人教育担当者などの指導者の方々に向けて書かれた本です。その教える主たる対象者は，新人あるいは入職後3，4年程度の看護師から実習中の学生までの幅広い層を想定しています。

　看護教育に関する専門的な内容について書かれた本の多くは，教員が学生を教えるためのものです。しかし本書は，臨床での指導時に遭遇する具体的なコミュニケーション場面に焦点を当て，その改善を通して教育の在り方や対象者の育て方を見つめ直そうという意図で書かれています。

　私はこれまで30年以上の期間，看護に関係する数多くの組織（病院，看護協会，現任教育機関など）に関わり，さまざまな役割を担った看護師さんたちと出会い，一緒に仕事をしてきました。そこで気づいたことは，看護師という職業には，我々のような教育学の専門家が想像する以上に，非常に高度な教育能力が要求されているという事実でした。指導的な立場に立たされた先輩看護師には，学生を含めた後輩看護師たちを教育し，その成長を後押しする力，医療や看護に関する新しい知識や技術などを同僚たちに伝達し，共有してゆく能力などが日々求められています。しかし，その一方で，ほとんどの看護師は，それまで受けてきた教育課程のなかで，教育に関する専門的な知識や技術を学ぶ機会を十分には得ていません。そのため，自らの被教育者としての体験（学校の先生から教えてもらった経験など）を思い出し，それを手がかりとしながら実践してみたり，職場の先輩たちの指導を見よう見まねでやってみるなど，ほぼ徒手空拳に近い状態で取り組んできたのが実情ではないでしょうか。その結果，教育に関して苦手意識をもったり，実際の指導がうまくいかなくて落ち込んでしまい，それがバーンアウトや離職につながるということも起きています。私としてはそのような状況を少しでも改善したいという想いから，本書の執筆を思い立ちました。

　もちろん，本書を読んだぐらいでこれらの問題が一挙解決となれば苦労はあり

ません。しかし，教育に関する基礎的・基本的な原理・原則を押さえ，対象者理解を深め，その対象者及び状況に合った方法を選択してゆくことによって，多少なりとも教える側と教わる側のミスマッチを防ぐことはできるのではないかと考えました。どこで両者の食い違いが起き，それに対して何をポイントとして押さえながら関わってゆくとよいのか。さまざまなケースに基づきながら，具体的に改善策を考えてゆきましょう。

新保幸洋

本書のねらい

　本書のねらいは，院内において日常的によくある場面での対象者理解とコミュニケーションの具体的改善に定めます。私自身は，学生，新人，若手の教育や指導をよりよいものにしてゆくためには，看護教育等の制度や法律そのものについての根本的な改革が必要だと考えています。しかし，これらについてはすぐにできるものではありませんし，一個人で対処できることにも限界があります。そこで，日々の臨床教育や指導の場面のなかで，個々の看護師が現実的に実施可能なコミュニケーションレベルでの工夫を行うことで，対象者の育ちを支えられるようにしたいと考えました。本書での学びを通して，現状よりも少しでも効果的な関わり方ができるようになることを期待しています。

本書の構成

　本書は 2 部構成になっています。第 1 部は事例編，第 2 部は解説編としました。

　第 1 部事例編では，日常の指導場面としてありがちで，しかも指導者側が対応に困ったり，悩んだりするケースを会話形式で示すとともに，ケースをより深く理解するためのポイントや改善点の示唆を行っています。

　第 2 部解説編では，教育に関する基礎的・基本的な原理・原則に関わるさまざまな理論やモデルを紹介し，指導者が教育や指導を行う前に知っておくとよいと思われる内容について解説しています。

　第 2 部では，第 1 部事例編で取り上げたいくつかの事例と関連させながら解説をしていますので，より深く理解ができるのではないかと思います。

本書の使い方

　本書には，人それぞれだと思いますが，大きく 3 つぐらいの活用方法があるのではないかと考えています。

　1 つ目は，指導者が自己学習用教材として使用するケースです。これまでの自

己と対象者との関わりを率直に振り返り，本書での学びを応用し，再度コミュニケーションの改善を試みるという使い方です。この場合，まず第1部で取り上げられた事例のどれかに目を通してみてください。どの事例に目を向けるのかは自由です。必ずしも最初から順番に読まなければならないということはありません。各自でいちばん興味・関心のあるものから見ていただいて結構です。そして各事例の会話の特徴をよく頭に入れたうえで，そこで指摘された重要ポイントや，改善・工夫点について確認をしていただくと，根拠に基づいた実践につながりやすくなるはずです。またいくつかの事例については，解説編でも取り上げているので，それらの部分をよく読んでいただくと，理論面での理解も深まると思います。

　2つ目は，指導者同士で行う定期的な情報交換会や検討会の時に，共通のテキストとして使用するケースです。この場合，皆で第2部解説編を読んで，教育に関する基礎的・基本的な内容について勉強してもよいと思いますし，第1部事例編を用いて指導者役と対象者役に分かれて役割演技（ロールプレイング）を行ってみてもおもしろいと思います。実際，私が研修会の講師を務める場合には，このロールプレイング技法を多用した体験学習を数多く実施しています。この体験から学ぶという方法は，多くの気づきをもたらしてくれます。

　3つ目は，読者の皆さんが研修会の講師に指名され，学生指導や新人指導の在り方について講義や演習を行うことになった際に使用するケースです。その時には目的，目標に応じて自由に本書を活用し，自分たちの指導の在り方について見直すことに役立てて頂ければと思います。

　なお，本書で取り上げたような事例を用いた学習方法を，現場でも是非実践していきたいと思われた場合について触れておきます。その場合，第1部事例編に示したように，参加者に対して事前課題として取り上げたい場面を一部切り出して会話形式で記述して提出してもらうということをお勧めします。その際に，共通のフォーマットを使用したほうが，情報の共有がしやすく，議論もしやすいので，巻末（159，160頁）に「**事例検討用フォーマット**」（新人看護師用，看護学生用の2種類）を参考資料として載せました。ぜひ活用してみてください。

目次

第2部 指導を行う際に役立つ 原理・原則・方法を学ぶ

123

1. 教育とは共育である（凶育や脅育でもなければ，強育でもない）

124

- 教育観が学習者に与える影響　124

- 私の教育観「教育＝共育」　125

- 学生や新人と共に指導者も育つことを願って　126

2. 学習者の一見奇妙に見える行動，理解し難い行動をどう捉えるか

127

- 怒りやイライラを学生にぶつけるのは生産的ではない　127

- 学習者の行動を，捉える枠組みから理解する　128

- 「人に理由あり」を心に留めて対応する　129

- 学生の提案を受け入れて，やってみる　131

- 無意識に高い期待を抱いているのでは？　132

図イラスト：佐田みそ

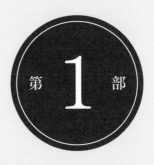

第1部

実際の臨床場面で指導上困難を感じた場面を再検討する

優先順位がうまくつけられない

事例の提示

| 実際の
場面 | 循環器内科病棟の一場面。先輩看護師 阿部さんが新人看護師 馬場さんと話している。患者は中井さん。 |

（以下，会話では，先輩看護師：**Ⓐ**，新人看護師：**Ⓑ**）

A1 馬場さん，朝，打ち合わせをした時に伝えた受け持ち患者の中井さんの点滴はもう交換してくれた？

B1 えっ？　いや，まだです。

A2 えーどうして!!　朝，まずいちばんに交換をしてねって，ちゃんと言ったよね。忘れちゃったの？

B2 いえ，忘れてはいません。

A3 じゃぁ，どうしてできていないの？　おかしいじゃない！

B3 中井さんの点滴を交換しようと思って移動している時に，別室の南さんからナースコールがあったり，先輩の榎本さんから呼び止められて，「ちょっと手が足りないので手伝って」と言われたりして，それに対応しているうちに今になってしまいました。忘れたわけではありません。

A4 いろいろな人から声をかけられているうちに，そちらに気を取られてしまったということね。状況はわかったけど，中井さんの点滴を交換しないとどうなるかって，わかってる？　非常に重要な仕事なんだけど。

B4 はい，わかってはいます。

A5 あのね。複数の人からいろいろ言われて，対処しなければならなくなるってことはよくあることなんだけど，そういう時には優先順位を決

　めて，最も重要なことから最初に取り組むということをしてゆかない

　と，仕事がうまく回らないよ。

B5　はい。

A6　他の部屋の患者さんからのナースコールについては，誰か他の先輩た

　ちに対応をお願いしてみるとかしなくちゃいけないし，榎本さんに対

　しても，「点滴を交換した後でもいいですか？」と言ってみるとかしな

　いと……。全部自分ひとりで対応しようとすると，いつまで経っても

　自分の仕事が終わらないでしょ。

B6　ええ。そうなんですが……。

A7　ここで話をしていても前に進まないので，まずは一緒に中井さんのと

　ころに行って，
早く点滴交換
し よ。終 わっ
たあと，ちょっ
と 振 り 返 り を
しよう。

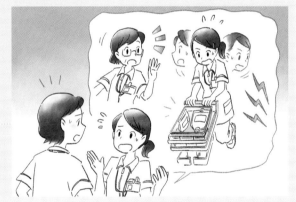

B7　はい，わかり
ました（やや不
満そうな表情
あり）。

※文中に示した下線部分は，後述の「この事例で注目したいポイント」における記述部分と対応
　しています。

▶ 本事例に関するデータ

● **先輩　阿部さん**：入職後 4 年目

● **新人　馬場さん**：入職後 3 か月目

● **指導対象者の背景**：

　① 23 歳，女性，某私立大学看護学部卒。

　②性格は非常に真面目。やや完璧主義の傾向あり。物事には一所懸命に取り組

　　むが，自分のやり方にこだわる。仕事が丁寧な分，完了までに時間がかかり

　　遅くなることが多い。

③患者との意思疎通やコミュニケーションは普通にできているし，笑顔で対応することもできる。

先輩とのコミュニケーションもそれなりにできているが，やや遠慮がちで，ひとりで仕事を抱え込もうとする傾向が見られる。

④忙しくなってきたり，複数の課題を同時並行でこなさなければならない時には，つい手が止まってしまったり，抜けが生じやすくなる。

● **患者の背景**：中井さん。70歳代女性。肝機能障害で入院中。

▶ 指導者がこの場面で伝えたかったこと

● 忙しい状況であることはわかるが，そのような状況の時こそ，自分でよく考えて行動の優先順位を決め，実行できるようになってほしい。

● 自分でどうしてよいかわからないのだったら，どんどん先輩に声をかけ，助けてもらう積極性がほしい。

▶ 指導者が検討したいこと

● 振り返って改めて考えてみると，自分の関わりがやや一方的になってしまったのではないかと感じられた。会話の後半では，新人のやや不満げな表情にも気づいていた。しかし，中井さんへの対応を急ぐ必要があったため，それは無視した。もう少し本人の考えや気持ちを引き出すような関わりが必要だと思うが，その方法がわからない。本人の考えを引き出し，積極的に行動してゆけるように支援するために，何が必要かを検討したい。

この事例で注目したいポイント

　この事例で注目したいポイントは，阿部さんが語った<u>優先順位を決めて，物事を処理する</u>という箇所（A5）です。この会話のなかで，阿部さんは，馬場さんに対して，多重課題状態に陥ったときには，取り組むべき課題間での優先順位を決め，その順位が高いものから順番に1つひとつ処理していかなければならないと説いています。そのこと自体は決して間違っていません。確かに優先順位の高いものから順に処理していくというやり方は問題解決の常道であり，その通りなのです。しかし，問題はそれが新人である馬場さんひとりの力でできるのだろう

かという点にあります。結論から述べましょう。入職後3か月程度の段階で，多重課題状態に遭遇した際に，新人が自分の力だけで正確に優先順位をつけて，物事を処理していくことはまずできません。ですから，阿部さんの発言内容自体は正しいのですが，馬場さんがそれを実行することはほぼ不可能ということになります。そこに難しさがあります。

改善・対応のポイント

> ▶「新人が独力で正確に優先順位はつけられない」と考えよう

● なぜ新人がひとりで優先順位をつけることが難しいのか

　一般に，学生や新人の特徴の1つとして，物事の優先順位を正確に決めることができないということがあります。その理由の説明には，大きく分けて2つのことを理解する必要があります。1つ目は，優先順位を決めるためには，かなり高度な判断能力を要するということ。2つ目は，正確に優先順位を決められるようになるには，いくつかの段階を踏む必要がある。つまり時間と修練が必要だということです。

● 優先順位を決めるには，高度な判断能力が必要である

　まず1つ目のポイントについてですが，図1を見てみましょう。これは，緊急度と重要度という2軸で問題解決の優先順位を整理したものです。この図でいえば，緊急度が高く，重要度も高い第一象限にある問題が，最優先で取り組むべき課題ということになります。しかし，より注目すべきことは，何が重要で何が重要でないのか，そして緊急度が高いとか低いとかという判断は，その直面する看護上の問題についてよくわかっている人にしか判断ができないという点にあります。つまり，ある程度の知識や経験がないと，正確な判断はできないので，入職したての新人にひとりで正確な優先順位づけを求めるのは酷だということになります。

● 物事の優先順位が決められるようになるまでには，いくつもの段階がある

　2つ目のポイントについては，表1を見てください。ここでは物事の優先順位

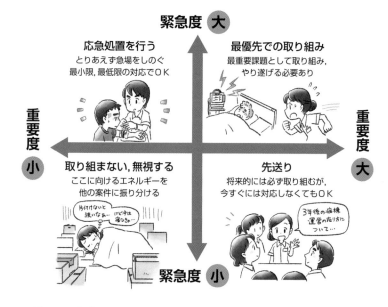

図 1　緊急度と重要度の組み合わせによる優先順位の決め方の違い

表 1　物事の優先順位がつけられるプロセス

1 の段階　ひとりでは優先順位がつけられない
　1）そもそもなぜ優先順位をつけることができるのか，理由が全然わからない。
　　この段階で優先順位をつけさせると，無茶苦茶になっていることが多い。
　　優先順位を決めた理由を聞かれても，なんとなく……としか言えない。
　2）他の人から指示された順番に機械的に取り組もうとするが，うまく仕事ができない。
　3）他の人から指示された順番に機械的に取り組み，なんとか仕事をこなすことが可能にな
　　る。まだ自分ひとりでは，正確な判断はできない。

2 の段階　他の人から説明された後なら優先順位をつける理由がなんとなくわかる
　　ただし明解ではない。自分で説明してみると言われると，しどろもどろになる。

3 の段階　他の人から説明された後なら優先順位をつける理由がはっきり，明確に理解できる
　　自分で優先順位をつけてみるが，実際にはまだ違っていることが多い。
　　しかし，自分なりに理由をつけて説明ができ始める。

4 の段階　自分自身で優先順位がそれなりにつけられるようになってきたが，
まだ時々間違いを犯す
　　優先順位の下位の順番のつけ方を間違えるなどするが，その頻度は低くなる。

5 の段階　ほとんど優先順位を間違えることはなく，その理由も明確に述べることができる。
判断のスピードもかなり速くなっている

が正確に決められるようになるためには，いくつもの段階があることを示しています。新人や学生がこの表のどの段階に位置しているかによって変わってきますが，もし1の段階ならば，ひとりで正確な判断を下すのは難しいでしょう。その状態で新人や学生に多重課題間での優先順位の判断を求めると，複数の課題群がすべて同じ重みづけをもって目の前に並ぶことになります。

　本来最優先で取り組むべき課題に対しては，最大限の労力（100％）を一気につぎ込んで解決しなければなりません。ところが，仮に目の前に4つ取り組むべき課題があり，それらがすべて同じ重みづけに見えてしまうと，個々の課題にそれぞれ25％ずつの力を均等に配分することになってしまいます。その結果，本来取り組むべき最優先課題に注ぐ労力が大幅に不足する（75％減）という事態を招き，最終的に問題が解決しない，あるいは間に合わないということが起きるわけです。これらのことからも，新人にとって，多重課題に取り組むということがいかに困難であるかがよくわかるのではないでしょうか。

● 先輩に優先順位をつけてもらい，指示されても，うまくできない場合がある

　新人の多くは，事例で示されたような多重課題状態に陥ると，フリーズしてしまったり，パニックになったりします（B3）。そのような状態が何度も繰り返されると，自信を喪失してしまい，仕事へのモチベーションが大幅に下がってしまいます。では，どうしたらよいでしょうか。これに対する答えは明白です。少なくとも入職後の初期の段階において，新人がひとりで正確な判断（優先順位づけ）を下すことは無理なので，最初は先輩なり指導者が優先順位のつけ方を指示し，その通りに実行してもらうしかありません。

　しかし，先輩が優先順位をつけて，「この課題を第一優先で始めて」と具体的に指示をしてくれたとしても，実際にはうまくいかないことが出てきます。なぜなら，問題解決を行うためには，正確かつ適切な判断力（アセスメント能力）だけでなく，問題に対する具体的な対処スキルも身につけている必要があるからです。その両者がなければ問題は解決できません。それ故，もしも先輩の言う通りに新人が実行できたのだとしたら，それはできて当たり前なのではなく，むしろ大変よくできたとほめるべきなのです。

◉ 大きな失敗を防ぐためには，
最初の打ち合わせとこまめな行動チェックと修正が必要

　話をもとに戻しましょう。馬場さんの事例の場合には，朝の段階で，今日一日の仕事で何をやるべきかという打ち合わせを阿部さんと行っています。これはとても大切なことですし，大変よい方法だと思います。ですから，ここをもっと徹底する方向で考えてみましょう。この朝の打ち合わせの段階で，「何を最優先にして仕事を行うべきか」「その理由は何か」までを，まずは一緒に確認します。そして，もし途中で他の人から頼み事をされたり，他の用事が入ってきて，予定通りに進まない場合のことも想定し，そのような場合にはどういう対応をするのかも，あらかじめ打ち合わせします。そして一日全体の予定について一通りの確認をしておきます。

　その後，本人に打ち合わせ通りの行動をしてもらうわけですが，ここでも注意すべきことがあります。それは，すべてのプロセスが完了し，その日の最後になってから，改めて出来具合を確認するというやり方はできる限り取らないということです。手間はかかっても，仕事開始から1時間ごとぐらいを目安に，進捗状況を新人と一緒にチェックをし，出来不出来の確認をしながら進めるほうがよいと思います。もちろん，そのような定期的なチェックを行うことは，あらかじめ新人にも伝え，了解を取っておきましょう。

　この方法は，一見すると先輩にとっては非常に手間がかかり負担が大きいようにも思えます。確かにそのような側面は否定できません。しかし，途中でのチェックを怠り，一日の終わりになって，結局何もできていないということが露呈すると，新人の尻拭いに追われて先輩が極度に疲弊することになります。それよりは，多少手間がかかっても，最初からこまめなチェックを行いながら，少しずつ修正をかけてゆくほうが結果的にはうまくいくのではないでしょうか。

　また，先輩から早めにフィードバックをもらい，行動修正を行っていったほうが新人にとっても，心理的な安定を得やすく，成功体験につながりやすいというメリットがあります。なぜなら，新人は，看護に関して身につけている知識や技術が不確かで，心配や不安が非常に大きく，自分が正しく行動できているのか否かの評価がうまくできないからです。また，途中のこまめなチェックと修正によって，重大な失敗を犯すことを避け，自尊心を低下させなくてすむという効果も生まれます。そして，先輩に見守られながら，少しずつ成功体験を積み上げて

ゆくことは，新人看護師の自信の形成にもプラスに作用することでしょう。その意味においてもこまめにチェックし，その都度修正を図るというやり方は有効なやり方であると思います。

何がわからないかがよくわからなくて，混乱している

事例の提示

| 実際の
場面 | 小児科病棟での一場面。午前中の業務の流れの確認を行い，打ち合わせを行っている場面。 |

先輩看護師 江川さんが新人看護師 矢野さんと話をしている。リーダー看護師は田中さん。

(以下，会話では，先輩看護師：Ⓐ，新人看護師：Ⓑ，リーダー看護師：Ⓒ)

A1 今日，西野さんは午後から検査になるので，その前に清潔ケアを済ませておきましょう。
シャワーに入ったら，点滴のシーネも新しく変えておきましょう。

B1 はい，わかりました(うなずいている)。

A2 予約入院の対応は私がしておきます。矢野さんには西野さんの清潔ケアをお願いしたいんだけど，できるかな？　もし，ひとりでできなかったら，すぐに呼んでね。

B2 <u>は，はい。(少しびっくりして，慌てたような表情)</u>

　しばらくして，江川さんがナースステーションに戻ると，矢野さんが清潔ケア後に点滴のシーネを変えている途中で抜針してしまったらしく，リーダー看護師の田中さんから指導されていた。

C1 物品とかも事前にちゃんと準備できていないし，あれでは，安全に行えないと思うよ。
どうして手技に自信がないですとか，不安ですとか，最初の段階で言えなかったの？　本当に自分でできると思って始めたの？

B3　江川さんが入院対応をされていたので，声をかけられませんでした（うなだれている）。

〈その後の振り返り〉

A3　点滴のシーネ交換は，今回初めてではないよね。何が難しかったのかなあ？

B4　ひとりでやることにすごく緊張してしまい，頭が真っ白になってしまいました。ちょっとパニックになってしまいました。毎日毎日失敗ばかりしていて，もう何がわからないか，それ自体がわからないです。これから何をしていいかもわからなくなってきました（涙目になる）。

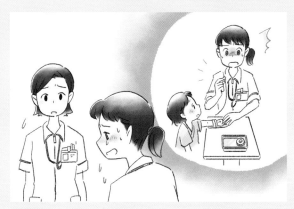

※文中に示した下線部分は，後述の「この事例で注目したいポイント」における記述部分と対応しています。

◗ 本事例に関するデータ

- **先輩　江川さん**：入職後5年目
- **新人　矢野さん**：入職後4か月目
- **指導対象者の背景**：
  ① 23歳，女性，某私立看護専門学校卒。
  ②自分の頭で考えて，行動に移してゆくことが苦手。
  ③先輩に対して報告・連絡・相談をすることも苦手。
  ④毎日，何かしらの失敗をしているため，先輩からはよく叱られており，ネガティブ思考になっている。
  ⑤基本的な日常生活援助技術は身につけており，これらに関してはある程度自

立してできるであろうと考えられていた時期であった。

● **患者の背景**：西野さん。2歳。女児。

▶ 指導者がこの場面で伝えたかったこと

● 新人の意思をちゃんと確認をすればよかったのだとは思うが，自分としては，新人から「自信がないので一緒にやってほしい」とか「わからないので教えてほしい」と直接伝えてほしかった。

● 1人の社会人として(しかも看護師なので，患者さんに関わることについては)最低限の報告・連絡・相談については，漏らさず，しっかり行ってほしい。

▶ 指導者が検討したいこと

● 「わからないことがわからない」と言われてしまった場合に，どう関わったらよいのか。

● 「できる？」「わかる？」という自分が発した問いに対しての，新人からの「はい」という返答の真偽を見抜く方法について。

この事例で注目したいポイント

この事例では以下の4つのポイントに注目して見てゆきましょう。

1 「ひとりでできる？」と問われた時の本人の表情，応答の様子をどう捉えていたか

最初のポイントは，先輩の江川さんから，<u>清潔ケアをひとりでお願いできるかと聞かれた時の，矢野さんの表情と応答の様子です(B2)</u>。どこか驚いて慌てたような表情，応答でした。

おそらく矢野さん自身は，まさか自分が最初からひとりでやるとは想定していなかったのではないでしょうか。その戸惑いが一瞬表れた場面だったように思います。もちろん江川さんは，「ひとりでできなかったらすぐに呼んでね」と，きちんと言葉を添えてくれています。本来はそこで，矢野さんが「うまくできそうにないので心配です」とか，「あまり自信がないんですけど」という言葉を素直に出せるとよいわけです。しかし，矢野さんにはもともと報告・相談が苦手という傾

向もあり，「できません」とは言えなかったというのが実情なのでしょう。ひょっとしたら，これぐらいならできるかもという，甘い自己認識（自己評価）が働いた可能性も否定できません。

　朝の忙しい時間帯で，しかも一瞬だけ見せる新人の表情をキャッチするというのは，なかなか大変なことだと思います。しかし，この最初の声かけ時の反応（表情や態度）をよく見ておくことが，以後の展開を考える際の大切なポイントになると思います。

2　困った時でも先輩にはなかなか声をかけづらい新人の気持ちを理解していたか

　今回の場面に限らず，新人が任された仕事がうまくできない，わからなくなった時でも先輩に声がかけられないということは非常によく起きます。その結果，助力を仰げず，失敗するわけです。それはなぜなのでしょうか？　新人の置かれている立場，状況ということから考えてみましょう。

　本事例では，事前に江川さんから「ひとりでできなかったら呼んでね」と言われていたにもかかわらず，矢野さんは，<u>江川さんが入院対応をされていたので，声をかけられませんでした</u>と述べています（B3）。これが2つめのポイントとなるところなのですが，この会話記録から，忙しそうにしている先輩への遠慮（忖度）があったと推測されます。また，これまで何度も失敗を重ねてきているという矢野さんの背景情報を加えて考えると，声かけをしたら，「またできなかったの？」と叱られるのではないかという心配があったり，「こんなこともできないのかと呆れられ，馬鹿にされて，見捨てられてしまうのではないか」という不安が一瞬よぎったりしたのかもしれません。

　矢野さんのなかでは，任されたことができなかった時の挫折感や，うまくできない自分自身への自己嫌悪の気持ちが生じたのかもしれません。あるいは実際に声かけをして先輩の手を煩わせてしまうことへの申し訳なさや，罪悪感のようなものが芽生えたのかもしれません。いずれにしても，矢野さんの頭に一瞬浮かんだきまざまな考えや感情が，江川さんに声をかけそびれた要因になっている可能性は高いと思います。

　江川さんの立場からすれば，「そんなつまらないプライドにしがみついていないで，さっさと助力を仰ぐほうが看護師として重要だし，患者さんのためにな

る」とプラクティカルに考えているはずです。しかし，そうはなかなか思えないのが，新人の「やるせなさ」だと言ってよいでしょう。大変逆説的な言い方になりますが，できない自分だからこそ，先輩の手を煩わせることを躊躇してしまうのです。新人が先輩に声かけができなかったこと自体は，大変残念なことですし，それはどこかで改善をする必要があります。本当に困った状態にあっても先輩に対してすぐに声かけをして助力を求めることが難しいという，彼らの立場や気持ちについては，指導者側も理解しておくほうがよいでしょう。

❸　何がわからないか，それ自体がわからないということの意味を考えたか

　3 番目のポイントは，矢野さんが「毎日毎日失敗ばかりしていて，もう何がわからないか，それ自体がわからないです」(B4)と述べているところです。ここで矢野さんは，自分の頭のなかで，わかっていることとわからないことの区別がつかず，混沌とした状況にあるということを正直に述べています。この発言の意味を正確に理解することが，矢野さんを支援する際には非常に重要になってきます。

　以下に，わかるプロセスに関する簡単な段階分けを示します(表 2)。

　人が物事を理解してゆく最初のプロセスでは，圧倒的にわからないことのほうが多いわけです。しかし学習を積み重ねることで，徐々にわかることのほうが増えてゆきます。そして，最終的にはわかる部分が大半を占め，わからないことのほうが少なくなるという段階に至ります。この段階に至って初めて，本人は「わかった」という手ごたえや自信をもつことができると考えます。

　前述の発言から，矢野さんは学びのほぼ最初の段階でつまずいているということが推測されます。さらにこれまで入職後に身につけてきたはずだと自分が思っ

表 2　わかるプロセス

1．何がわからないかがわからない(混乱，混沌)
2．わかるところが少しはあるが，わからないところのほうが圧倒的に多い
3．わかるところがかなり増えてきたが，まだわからないところが少しある
4．自分のなかでは，一応理解できるようになり，わかったつもりになっている
5．自分以外の他者に理解したことを説明できる
6．自分以外の他者にわかりやすく説明ができる
7．自分以外の他者に他分野での幅広い知見も含めながら，深くわかりやすい説明ができる

ていたことですら，何度も失敗を繰り返してきたことで，確信がもてなくなってきていることがわかります。そして，本当に自分が何をわかっていて何をわかっていないのかすらわからなくなっているという，非常に不安定な状態にあることを吐露しているわけです。この状態からの脱却は必ずしも容易ではありません。しかし，鍵となる働きかけは，学びの各段階において，成功体験の積み重ね（達成感）と，それに伴う他者からの承認・受容による自信の獲得を支援することにあります。

4　メタ認知能力の形成度合いという観点で考えてみる

「わかる」「わからない」の区別はかなり主観的なものです。両者を区別するためには，別の能力が必要とされます。それがメタ認知能力と呼ばれるものです（図2)[1]。

メタ（Meta）とは，ギリシャ語で，「上位の」とか「超える」とかを意味する言葉

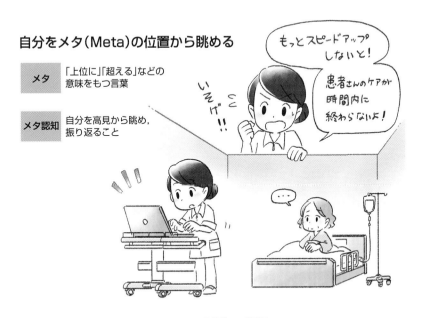

図2　メタ認知の概要

〔1〕中原淳（2018）より一部改変〕

です。英語では「Super」がほぼそれに該当します。つまりメタ認知能力とは，自分自身の行為を俯瞰して捉える能力です。「何がわかっていて，何がわかっていないか」「何ができて，何ができないか」を見極めるためには，一度その対象から距離をとり，冷静な目で見つめ直し，点検を行う必要があります。渦中にいる時には，状況に巻き込まれてしまい，対象との間に適切な距離が取れません。そのような混乱した状態が長く続くと，やがてエネルギーを消耗して意気消沈してしまうか，パニックに陥ります。どのような領域においても新人と中堅・ベテランとの間には，前述したメタ認知能力に大きな違いがあることが，認知心理学の分野では指摘されています（図3）[2]。

　一般に，中堅・ベテランはメタ認知能力が高いため，困難な状況に置かれても，あわてず冷静に問題解決ができるといわれます。新人はその逆になります。つまりメタ認知能力が低く，状況に巻き込まれやすく混乱しやすいため，問題解決に失敗しやすい傾向が認められるのです。

　そのような観点に立って改めて今回の事例を見直してみると，矢野さんにはまだこのメタ認知能力が十分に育っていない印象を受けます。時間はかかりますが，この能力を高めてゆくことが，看護師としての成長に必要不可欠です。

　ただ，この能力をひとりで身につけるのはなかなかに困難なことですし，時間

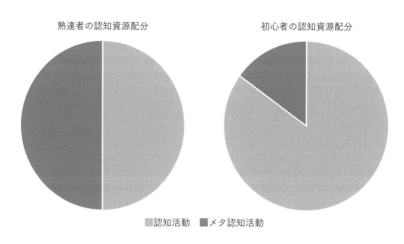

熟達者の認知資源配分　　　　　初心者の認知資源配分

■認知活動　■メタ認知活動

図3　熟達者と初心者の認知資源配分

〔2〕岡本（2008）より一部改変〕

もかかります。したがって，それをサポートしてくれる指導者の関わりが重要になります。新人には，自分自身の行為を俯瞰して捉えることはなかなか難しいので，それを支援する役割を指導者が担うことになります。つまり新人のメタポジション（上位の次元）に立って，本人の能力の獲得状況を冷静に吟味し，支援してゆく司令塔のような役割を指導者は果たすのです。これが4つ目のポイントです。

改善・対応のポイント

▶ 指導者が「わかっていること」を示してあげよう

● 指導者はメタポジションからフィードバックを与える

　何がわかって何がわからないのかを区別するためには，本来は自分の力で，意識のレベルをメタポジションに上げ，そこから全体状況を俯瞰して対象化し，吟味してゆく必要があります。しかし，新人の段階では，それはかなり困難であることのほうが普通です。だからこそ，メタポジションにある指導者が，「ここはできているね」とか「ここはかなりうまくなったね。もっと自信をもっていいよ」などと，わかっていること，できているところを第三者の立場から明確に指摘することが重要になります。指導を受けている新人は，先輩から与えられる外からのフィードバックによって，自分の立ち位置（わかり具合，出来具合）がわかってくるわけです。

　新人は先輩から「ここはできているから大丈夫だよ」と言われれば安心できますし，自信になります。「やっぱりそうなんだ」「やったー，褒められた。認められたぞ」と事後的に確信がもてるようになるのです。もちろん，「ここはまだまだだね。もっと練習しようか」という，できていないところについての先輩からの指摘はとても重要です。しかし，伝える順番としては，最初にできているところをしっかり明確に伝えて認めたうえで，次に改善を要する点をストレートに伝えることをお勧めします。新人がわかっていること，できていることをしっかりと指摘し，その部分を褒めることは，その経験を確かなものとして本人のなかに根づかせるうえで大きな効果をもちます。ここについては Column ❶ のフィードバック理論（54頁）も参照してください。

　先輩による外部からの率直なフィードバックが何度も重ねられることによって，徐々にではありますが，わかることが増え，わからないことが少なくなってゆきます。そして，自分の状態を客観的に捉えられるメタ認知能力も徐々に獲得されてゆきます。ちなみにメタ認知能力は，書くという行為によって高められるといわれています。一日の仕事を振り返って，自分の行為を対象化して捉え，何がわかり何がわからなかったのか，何ができて何ができなかったのかを，記録として残して振り返ります。そして次への課題を明確にする作業を繰り返し続けることで，徐々にこの能力は鍛えられてゆくのです。

● メタ認知能力は，意識して取り組めば日々の業務のなかで磨かれ高められてゆく

　実は日々の看護記録をしっかり書いて残し，振り返るという行為も，前記のような側面をもっています。ですから，メタ認知能力を高めるために，何か特別に新しいことをやる必要はないのです。普段，業務の一環として行っていることを，再度何のためにやっているのかという目的をしっかりと意識化して取り組み，日々検証を重ねることが大切なのです。それが結果的にメタ認知能力の獲得・向上にもつながり，ミスの減少にもつながってゆきます。

● 対象者が「わかるプロセス」のどの段階にいるかによって，働きかけ方が違ってくる

　表2の「わかるプロセス」は，私が便宜的に作成したものなので，もっと細分化することも可能です。しかし，肝心なことは，最初はまったく何もわからないという非常に混沌とした状態から，しだいにわかるところが増えてきて，やがてわからないところが少なくなったり，明確になってゆくというプロセスを踏んで進むという点です。そして，最終段階では，他者に対して明確な説明ができるレベルに変わってゆくわけです。指導者は，このプロセスを念頭におきながら，対象者が今どの段階にいるのかをアセスメントしながら関わってゆきます。

　例えば，対象者が「1の段階：何がわからないかが，まったくわからない」という状態の時には，指導者が懇切丁寧に基礎的・基本的な事項に関して説明・指示を与えてゆく必要があります。それが，「4の段階：自分のなかでは，一応理解できたつもりになっている」に至ると，指導者の関わり方としては，対象者に説

明をさせたり復唱させたり，どこがわかっていて，どこがわかっていないか（理解が十分なところと不十分なところ）を明確化してゆく支援が重要になります。そして，わかっていないところを再度調べさせたり，練習させたりするのです。対象者がすべてをわかっているか，全然わかっていないかという二分法で捉えるのではなく，「わかること」と「わからないこと」との間は連続しており，そこにはグラデーションが存在しているのだということを指導者が理解し，対象者の段階に応じた適切な対応をしてゆくことが大切なのです。

参考文献
1）中原淳（2018）働く大人のための「学び」の教科書，72，かんき出版.
2）岡本真彦（2008）熟達化とメタ認知，丸野俊一編：現代のエスプリ497，【内なる目】としてのメタ認知——自分を自分で振り返る，168，至文堂.

実際は大丈夫ではないのだが，
つい「大丈夫」と言ってしまい失敗する

事例の提示

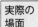 消化器外科病棟での一場面。先輩看護師 鵜飼さんが新人看護師 森さんと話している。

（以下，会話では，先輩看護師：**Ⓐ**，新人看護師：**Ⓑ**）

A1 これから急患への対応があるので，この場所を離れるけど，<u>何かあったら，遠慮なく声をかけてね。すぐに戻ってフォローするから。</u>

B1 わかりました。ありがとうございます。

ここで輸液ポンプのアラームが鳴る。

A2 ねえ，森さん，アラームの対応できる？

B2 <u>大丈夫です。できます‼　任せてください。</u>

A3 じゃーよろしくね。（→この後，鵜飼さんは急患に対応するため，持ち場を離れた）。

数分経過後

B3 <u>すみません，ちょっとわからなくて。</u>

と，森さんに声をかけられて，鵜飼さんが急いで持ち場に戻ると，TPN のポンプへの対応ができておらず，クレンメが開いたままだった。すぐにクレンメを締め，アラームへの対応を行った。

〈上述した場面への対応後〉

A4　森さん，さっき私が聞いたときに，アラームの対応できるって言ってたよね。
任せてくださいって言ったじゃん！

B4　いつものやつと一緒だと思ってたんですが，実際は違っていて，焦ってしまいました。
すみませんでした。

A5　これまでやったことがなかったり，わからないことがあれば，先に声かけしないとダメだよね。患者さんに迷惑がかかっちゃうでしょ。次から，ちゃんと声をかけてね。

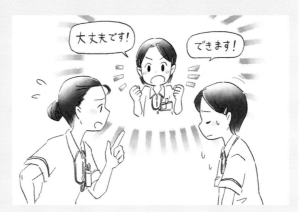

B5　わかりました。
すみません。

※文中に示した下線部分は，後述の「この事例で注目したいポイント」における記述部分と対応しています。

▶ 本事例に関するデータ

- **先輩　鵜飼さん**：入職後3年目
- **新人　森さん**：入職後2か月目
- **指導対象者の背景**：

　①23歳，女性，某公立大学看護学部卒。

　②輸液ポンプやシリンジなどをさわり始めていた頃。

　③一緒に受け持ちをしていた患者の状態は落ち着いており，時折ナースコールへの対応をするぐらいであった。

- **患者の背景**：75歳男性。消化器外科の患者。胃がんの術後数日経過し，TPNを開始し，状態は安定していた。

▶ 指導者がこの場面で伝えたかったこと

- やったことがないこと，わからないことがあれば，遠慮せず，しっかり声かけをしてほしかった。
- アラームが鳴った時に，事前に自分のほうから本人に声かけをしたのだから，その時にわからないと言ってほしかった。

▶ 指導者が検討したいこと

- アラームが鳴った時に，自分がした声かけではだめだったのか？
- ポンプのアラーム対応が終わるまで，本人の側を離れずしっかり見守るほうがよかったのか？

この事例で注目したいポイント

この事例で注目したい場面は3つあります。

1 先輩が指示を与えてから持ち場を離れる時の声かけの仕方はどうだったか

　鵜飼さんは，自分の持ち場を離れる時に，森さんにその理由と何かあった時のための指示を明確に与えています(A1)。新人の立場から言えば，特に入職して間もない時期に，そして先輩にかなり依存している状態の時に，先輩が突然いなくなったり，いなくなった後に何をすればよいかの指示が事前に与えられていなかったりすると，途方に暮れることになりかねません。その意味では，この関わり方は大変素晴らしいものです。なぜいなくなるのか，どこに行くのか，どれぐらいの時間不在にするのか，不在の時に何かが起きたら何をしたらよいのかについて，簡潔明瞭に指示を与えておくと，混乱を完全に防げなくても，最小限に留めることができます。

2 新人が「大丈夫です。できます‼　任せてください」と言った場面をどう理解したか

　鵜飼さんから「ねえ，森さん，アラームの対応できる？」と聞かれたのち，<u>森さ</u>

んが「大丈夫です。できます‼ 任せてください」と力強く宣言する場面がありま
す(B2)。この新人の発言・態度をどう理解するのかが，その後の展開に大きな
影響を与えます。本事例の場合には，頼まれて対処しようとした機器が過去に自
分が経験したタイプのものと違っていて，歯が立たなかったということが後から
判明します。実は新人にはこのような根拠のない自信に基づく発言や行動がよく
見られます。では，なぜそのような発言・行動をしてしまうのでしょうか。それ
については次の「改善・対応のポイント」で詳しく考えてみましょう。

③ 「すみません，ちょっとわからなくて」と先輩に声をかけてきた場面を どう解釈したか

　森さんが「すみません，ちょっとわからなくて」と鵜飼さんに声をかけてきた場
面(B3)を見てみましょう。おそらく鵜飼さんとしては，この言葉を聞いて，
がっくりきた，あるいは口をあんぐり開けてしまったのかもしれません。しか
し，森さんの助けを求める発言を会話全体の流れに即して冷静に検討してみる
と，会話の冒頭場面(A1)で，鵜飼さんが行っている声かけにこの部分が対応し
ていることがわかります。実は最初の声かけがあったからこそ，森さんは，鵜飼
さんに「ちょっとわからなくて」という言葉を，勇気を奮って申し訳なさそうに発
していたのです。

　看護行為の結果だけを見れば，森さんは任された仕事を完遂できずに終わって
いるので，まったく意味のない関わりだったように見えるかもしれません。しか
し，本当はそうではないというところに注目してください。やはり，最初の布石
(声かけ，関わり)が大切であり，それが後の行動に影響を与えるのだということ
がとてもよくわかります。ただ，本当はその「ちょっとわからなくて」という部分
を，もっと早く言ってほしかったということは当然あると思います。では，な
ぜ，それが言えなかったのかを見てゆきましょう。

改善・対応のポイント

▶ 新人がなぜ「できない」と言わないのか，から考えよう

●「大丈夫です。できます」という新人の発言をどう捉えるか

　対応を考えるうえで鍵を握るのは，森さんの「大丈夫です。できます」という発言です。

　鵜飼さんにしてみれば，森さんから「大丈夫です。できます」と言われれば，当然それを信じるでしょうし，任せますよね。しかし，その結果はどうだったかというと，期待を裏切られたわけです。話が少々ややこしくなるのですが，実際に信じて任せてみたら本当に「できた」ということも稀にあるので，その判別が非常に難しいことも事実です。では，どうしたらいいのでしょうか。

　ここで工夫をするとしたら，「大丈夫です。できます」という発言を聞いた時点で，その言葉をそのまま鵜呑みにしないで，必ず確かめることです。つまり，本当に「大丈夫なのか，できるのか」を本人に直接質問して確かめる，目の前で簡単なパフォーマンスをしてもらうなど，簡単な確認テストを行ってから実力を判断するということです。たとえば，「アラームの対応時にしなければならないポイントを3つ言ってみて」とか「TPNのポンプ操作で気をつけることは何と何？」のように，いくつか質問をして知識を確かめます。それに対して正確に答えられたら任せてみるといいかもしれません。

　また，手技や操作に関わるものであれば，ポンプがあるつもりでそれを操作する動作を実際に行ってもらい，その様子を見てから判断するというやり方もあります。もし目の前にこれから取り組むのと同じタイプの機材・機器があるのならば，それを使って操作を実演してもらってもよいでしょう。もちろん，これらを実際に行うと少し時間がかかりますから，緊急時には使えません。その時には，むしろ新人には任せず，先輩自らが対応し，その様子を傍らで見てもらうというやり方がよいでしょう。前述の方法は，時間的に少しゆとりがある時の対応だと思ってください。

　後輩に仕事を任せた後も，完全委任・完全放置ではなく，そばについて見守ることができればベストです。仮にそれができなかったとしても，新人が与えられた課題に取り組んだ後には，できるだけ間を置かずに現場で細目を確認すること

が必要です。ここでも手間暇がかかりますが，後輩が完全に独り立ちするまでの間は，そのような関わりを続ける必要があると考えます。

● 新人の自己評価能力は不確かだという前提で関わる

そもそも，なぜ前述したような手間をかけるやり方を行う必要があるのでしょうか。そこには，新人特有の自己評価能力の不確かさが関係しています。

入職して間もない時期の新人には覚えることがたくさんありすぎて，大抵はキャパシティーオーバーの状態になっています。そのような状態ゆえ，自分に何が身についていて，何が身についていないのかという能力形成の状態を，自分自身で正確に把握することが難しくなっています。ですから，どういう形であれ，先輩から以前に教えてもらったことや，わずかでも実際にやったことがあるものだったりすると，自分ひとりでもできるような錯覚に陥ってしまうことが起こります。手技などは，実際に何度も練習し，失敗を重ねながらコツを覚えていかないと，本番では通用しませんよね。しかし，新人の場合，たとえよくわからなかったりできていなかったとしても，「やってみればたぶん何とかなるだろう」という甘い予測（自己評価）をしていることが多々あります。そのため，現場でやってみると考えていた通りにはできず，フリーズしてしまったり誤った行動をしてしまったりするわけです。

● 「できません」「大丈夫ではありません」とはなかなか言えない　新人の立場の弱さ

新人によっては，せっかく先輩から頼まれたのだから，その期待に応えなくてはならないという強い義務感・責任感から，つい「できます」と言ってしまうことがあります。また，先輩が自分を信頼して仕事を任せてくれたという嬉しさ，高揚感からつい「やります」と言ってしまい，引っ込みがつかなくなることもあります。

あるいは，これまで何度も失敗を重ねてきた新人なら，ここで「できません」と言ってしまうと，自分は先輩たちから見放されてしまうかもしれないという恐れから，つい「大丈夫です」と言ってしまうこともあるので，プライドの高い新人であれば，「できません」などという言葉はそもそも言えません。なぜなら「できない」と言うことは，（本人のなかでは）「私は無能です」と宣言しているようなものだからです。加えて，教えてくれている先輩がすごく怖い人だと，「できません」

などということは恐ろしくて言えないという場合もありますね。つまり，新人が「大丈夫です。できます」と言う背景・理由にはさまざまなものがあり，個々人によってかなり意味合いが異なっているということを押さえておかなければなりません。「大丈夫です」と言われても，発言と真意は別問題だという認識が先輩には必要になります。

　表3は，新人のよくある発言とその真意および対応の仕方についてまとめたものです。ポイントは，新人の学びを外在化させ，第三者が見ても確認ができるように，行動レベルで表現してもらうところにあります。

　新人の言う「大丈夫です」は，実際には「大丈夫だと本当は思いたかったのです」だったり，「大丈夫なはずでした」だったりします。また「私，できます」についても，「本当はできるはずだったんです」だったり，「実際にやったことはなかったのですが，一度見たことはあったので，やれると思いました」などという発言が，

表3　新人の発言とその真意および対応の仕方

①新人の発言：「わかりました」→実は……「わかったつもりです」「わかりたいです」と捉える
　　対応としては……「どうわかったか，もう一度復唱してください」と尋ねる

②新人の発言：「理解しました」→実は……「理解したつもりです」「理解したいです」と捉える
　　対応としては……「ポイントをもう一度私にわかるように説明してください」
　　　　　　　　　　あるいは「大事な要点を図解して示してください」と指示をする

③新人の発言：「できます」→実は……「できるだろうと思います」「きっとできるはずです」
　　　　　　　　　　　　　　　　　「できるといいなぁ（できるようになりたいです）」というレベル
　　　　　　　　　　　　　　　　　だと捉える
　　対応として……「では，実際に今ここでやってみせてください。チェックしてみましょう」

④新人の発言：「大丈夫です」→実は……「大丈夫なはずです」「きっと大丈夫だと思います」
　　　　　　　　　　　　　　　　　　「大丈夫ではない」などとはとても言えないので，とりあえず
　　　　　　　　　　　　　　　　　　の方便として言ってみたというレベルだと捉える
　　対応としては……知識面を確かめたいのならば
　　　　　　　　　　　「では，これについての重要ポイントを3つ挙げて説明してください」
　　　　　　　　　　技術面を確かめたいのならば
　　　　　　　　　　　「では，実際に今，ここでやってみせてください。チェックしましょう」

⑤新人の発言：「これはやったことがあります」→実は……「やったかもしれない」
　　　　　　　　　　　　　　　　　　　　　　　　「やったけど，その時は見ていただけ」
　　　　　　　　　　　　　　　　　　　　　　　　「やったけど十分ものになっていない」
　　対応としては……「いつ，どこで，どのようにやったのかを報告してください」
　　　　　　　　　　「その場でやってみてください」

後から確かめれば出てくることもあります。それを聞いた先輩にすれば，腰を抜かすような発言ですね。それだけ新人の発言には危うさを含んでいるという認識が必要だということです。したがって，「大丈夫です」「できます」「わかりました」などの言葉を新人から聞いたら，そのまま字義どおりには受け取らず，前述したように，少し確認のための質問をしてみることや，ポイントとなる基礎的・基本的な技術については，目の前で簡単なデモンストレーションをしてもらい，それを見てから，任せるか否かの判断をしても遅くはないということです。

● 中立的な姿勢で質問する

　次に質問をする時の注意点を述べます。新人に対して確認の質問をする時には，淡々とテンポよく中立的な姿勢で行いましょう。くれぐれも，「きっとあなたにはできないでしょ。嘘はつかないでね」というような猜疑心に満ちた気持ちを前面に出した聞き方や，曖昧な部分を詰問して追い込むような聞き方はしないでください。そして「失敗したら絶対許さないからね」などという強いプレッシャーを感じさせるような発言や態度，本当にできるかどうかを極度に心配している素振りなども見せないでください。先輩の示す表情や態度は，たとえそれが微妙なものであっても新人にはすぐに伝わります。「あー，先輩は私のことを疑っている」「私が失敗するだろうと不安になっているのだろうな」などと察知され，彼らのモチベーションを低下させます。

　そういう状態を引き起こさないためにも「大事なことを始めるので，あらかじめチェックしましょう」というニュートラル(中立的)な姿勢・態度を保持してください。そして，できれば「新人なので，できなくても当たり前。できたらむしろすごいことだよね。うまくいかなかったからフォローするから，落ち着いてトライしてごらん。大丈夫だよ」という勇気づける姿勢で関わってみてください。

●「大丈夫？　できる？」という言葉を使わず，違う問いかけを工夫する

　ただ新人の段階では「できなくて当たり前」と考えてみると，そもそも「大丈夫？」とか「できる？」「わかった？」という聞き方自体をしないほうがよいとも考えられます。

　そのような問いを投げかけられる新人の視点に立って考えてみましょう。日ごろお世話になっている先輩から「大丈夫？　できる？」などと聞かれて，「そん

なー，大丈夫なわけないじゃないですか」とか「できません。自信がまったくありません」などと軽々しく答えられるでしょうか。たぶん無理ですよね。もしそうであるならば，そのような聞き方を最初からしないほうがお互いのためです。

　問いを投げかける側が，「大丈夫」「できる」「わかる」という言葉を使わずに，「この点について説明してください」「ここの操作は具体的にどうやりますか？」「そこでの留意点は何でしょうか？」のような，本人の状態を正しく確かめられる質問に変えてみてはいかがでしょうか。新人の状態をクリアに理解できるような質問を考え出す努力も，指導者側には求められています。先の例のように，質問を工夫することは，指導者の質問スキルの向上という点でも役立ちますし，問いを投げかけられる新人の側にも，具体的に質問されることによって，実践に入る前に押さえるべきポイントを明確に意識できるため，両者にとって有意義だといえます。

同じミスを何度も繰り返す

事例の提示

実際の場面	とある病棟の夕方。先輩看護師 加藤さんが新人看護師 湯川さんと話している。

（以下，会話では，先輩看護師：Ⓐ，新人看護師：Ⓑ）

Ⓐ1　湯川さん。朝一緒に確認したことができてないよね。なんで？

Ⓑ1　すみません。他にやることが重なってしまって……。

Ⓐ2　私，お昼頃にもできてる？って一度確認したじゃん。覚えているよね。

Ⓑ2　はい。

Ⓐ3　その時，湯川さんは自分から「やります」って，言ってたじゃん。もし，できないんだったら，その時に言ってくれればよかったのに。なんで言ってくれなかったの。ひとりでできないんだったら，いつでも呼んでね，手伝うから，と伝えてるよね。毎回ひとりで抱え込んで，ミスを繰り返しちゃうのは，なぜ？

Ⓑ3　すみません……。その時は，いっぱいいっぱいになっちゃってて……。

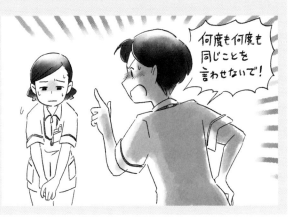

何度も何度も同じことを言わせないで！

Ⓐ4　これまで何度も，自分は忘れっぽいからって言って

> たよね。自分が忘れっぽいってわかっているんだったら，気をつけな
> きゃ。あなたが忘れることで，最終的に被害をこうむるのは患者さん
> だよ。そのことをちゃんとわかってるの？
>
> **B4** **本当にすみませんでした。**
>
> **A5** すみません，すみませんって……。私に謝らなくてもいいから，ちゃ
> んとしてください!!
> **何度も何度も同じことを言わせないで!!**
>
> **B5** ……。（うなだれる）

※文中に示した下線部分は，後述の「この事例で**注目したいポイント**」における記述部分と対応
しています。

🔖 本ケースに関するデータ

- **先輩　加藤さん**：入職後5年目
- **新人　湯川さん**：入職後4か月目
- **指導対象者の背景**：
  ① 30歳代前半，女性，某私立看護専門学校卒。
  ② 事務職から転職。既婚。子どもなし。
  ③ 誰とでも笑顔で接することができる。
  ④ 緊張しやすく，つらい思いや困ったことを周囲にうまく表出できず，つい抱
  え込んでしまう。

🔖 指導者がこの場面で伝えたかったこと

- 湯川さんがミスをすることで，患者さんはもとより他の看護スタッフにも多大
  な迷惑がかかる。
- 忘れっぽいという自分自身の傾向を把握しているのなら，それを克服する工夫
  と努力をしてほしい。

🔖 指導者が検討したいこと

- この場面では，指導者である自分も頭にきていたので，ついきつい口調になっ
  てしまい反省している。
- 湯川さんが萎縮せずに，ミスが減るような働きかけを検討したい。

●同じようなミスを何度も繰り返して，自信をなくしかけているので，それをど
　う支えるかを考えたい。

この事例で注目したいポイント

この事例では3点に注目して見てゆきましょう。

1 何度も繰り返される「すみません」という言葉にどう対応したか

今回の会話の特徴の1つは，新人の湯川さんが，何度も「すみません」と謝り
続けている点です（B1，B3，B4）。ミスを犯したので，叱られること自体は仕方
ないのですが，先輩の怒り方がかなり強めであるため，湯川さんはただ謝るだけ
という感じになっています。この状態では，冷静に事態を振り返って，ミスの原
因を明らかにしたり，今後の防止策を練ったりというところに思考を巡らせるこ
とは困難になってしまいます。しかも，湯川さんが「すみません」と謝れば謝るほ
ど，加藤さんの怒りが増幅するという悪循環に陥っています。この場面をどう収
めてゆくかが，注目したいポイントの1つになります。

2 「他にやることが重なってしまって」「その時は，いっぱいいっぱいに なっちゃってて」という発言の背景を考えてみたか

「なぜ，ミスをしたのか」という先輩看護師からの問いかけに，湯川さんは「他
にやることが重なってしまって」（B1）「その時は，いっぱいいっぱいになっ
ちゃってて」（B3）と答えています。つまり，多重課題状態に陥って，身動きでき
なくなってしまったということを伝えているわけです。おそらく複数の課題の優
先順位がうまくつけられず，どの課題から手をつけてよいかわからなくなってい
たと思われます。また，自分が取り組もうとした課題を十分処理できる力がな
かったのかもしれません。さらに悪いことに，そこでフリーズしてしまい，先輩
にヘルプコールを出せなくなってしまったとも考えられます。湯川さんの性格と
して，緊張しやすく，困ったことやつらいことを自分で抱え込んでしまい，周囲
にうまく助けを求められないということが書かれています。この状態からどう脱
却するのかが，2つ目のポイントになります。

3 ▶ 「何度も何度も同じことを言わせないで‼」という先輩の言葉のもつ 負の効果を想像したか

　加藤さんにしてみれば，これまでにも度重なるミスを犯し，それを一所懸命にフォローしようとしているのに，うまく応えてくれない(声がけ，相談してくれない)湯川さんに対して，ついに堪忍袋の緒が切れたという状態だったのでしょう。会話の始まりからお怒りモードが高じて，どんどんミスを追求するトーンが強くなってゆきます。前述の場面や状況下で，そのような強い怒りの感情や非難の気持ちが湧きあがってくること自体は仕方ないと思います。ただ結果的にはそのことによって，湯川さんが極度に萎縮してしまい冷静に考えられなくなっています。つまり問題解決に向かう状態ではなくなってしまったのです。この点にもっと目を向けなければなりません。

　なかなか難しいところではありますが，「何度も何度も同じことを言わせないで‼」(A5)という発言は，言わなくてもよいものです。指導者側として，つい言いたくなる気持ちをぐっとこらえて，この言葉を一旦飲み込む必要がありましたね。頭にきたその怒りのエネルギーは，ミスをどうやってなくしていったらよいかという建設的なディスカッションに向けてゆきましょう。

改善・対応のポイント

▶『ミスの繰り返しは，努力不足だけが原因ではないことに気づこう』

● 繰り返されるミスを本当に本人の努力不足ややる気のなさとして 捉えてよいか

　何度も同じようなミスを繰り返してしまう。このこと自体は決して褒められることではありません。ミスの中身によっては，患者さんやスタッフを危険にさらしてしまうこともあるわけですから，この状況を放置しておいてよいわけもありません。ただ，対象者を怒鳴ったり非を責めたてて問題が解決するのならばともかく，今回の場合は，何ら建設的な解決策は得られず，対象者が萎縮しただけで終わっています。そうであるならば，非難することを一旦脇に置いて，なぜミスが繰り返し起きてしまうのかを対象者と共に冷静に分析し，対策を練る必要があります。

　一般に，新人看護師が同じようなミスを何度も繰り返し，行動が改善されない場合，本人の努力や工夫の不足という見方がされることが多いようです。あるいはやる気のなさや倫理観の欠如という理由づけがなされる場合もあるでしょう。確かにそのような側面を完全には否定できません。この事例でも湯川さんなりの工夫はあまり見えてこないので，努力不足と言われても仕方のない一面は確かにあります。しかし，ここでは，湯川さんなりにがんばろうとはしているのだが，事態にうまく対処できていないというふうに（肯定的に）考えたいと思います。

● 同じミスの繰り返しは多重課題への対処に失敗している結果と考えてみる

　では同じミスを何度も繰り返すという現象は，多重課題への対処に失敗している結果として起きているというふうに考えて，より詳しく検討してみましょう。

　そうするとむしろ取り組むべき問題は，①優先順位のつけ方の問題，②取り組む課題への対処の仕方がわかっていない，あるいは十分身についていない可能性の存在，③フリーズした時の助けの求め方という３つに分解できます。実際にどれに該当しているのか，あるいはすべてに該当しているかは本人に尋ねて１つひとつ確認するしかありません。しかしここでは，「他にやることが重なってしまって」（B1）「その時はいっぱいいっぱいになっちゃってて」（B3）と本人が述べていますので，前述の捉え方はそれほどズレてはいないように思われます。

　それならば，問題①については，打ち合わせの段階で，予想されることの何について最優先で取り組むべきなのかを先輩のほうから理由を含めて説明し，そこだけは最低限実施するように指示するなどの方法が取れます。また問題②については，たとえば点滴の仕方がわからない，上手にできないということならば，十分な練習が必要になります。本番で落ち着いてできるようになるまで，何度でも反復練習をすることです。本人がひとりで完璧にできるようになるまでは，先輩が手本を見せたり，アドバイスしたり，見守らなければなりません。

　問題③については，本人との話し合いによって，フリーズした時に，どんな方法だったら可能なのかを探って試すしかありません。ただ湯川さんの場合には，事前に先輩から困った時には声をかけるように言われているにもかかわらず，本番ではできていないわけですから，これまでとは違った手段を用いるしかないでしょう。

　たとえば，小さめのメモ帳に直接必要なことをメモして，フリーズしそうに

なった時には，それを見て行動するなどのやり方もよく用いられていますね。あるいはスマホの持ち歩きが可能ならば，リマインダー機能を使って，本人が忘れそうになった時にアラームで警告し，注意事項を思い出させてもらうなどの試みもよいかもしれません。あるいはパニックになりそうになったら，一度深呼吸してから，ナースコールを押して先輩を呼ぶなどの方法も取れるでしょう。

　なるべく単純かつ本人が実行可能な方法であることが，アイデアを採用する際の条件になります。それが何かは，新人が先輩と一緒に話し合い，実際に現場で試してみて，本当に使えるかどうかを判断してゆくしかないでしょう。

● 新人に多くのことを求めすぎていないか（高すぎる目標設定をしていないか）

　今度は別の視点から問題を考えてみましょう。具体的には，新人にあまりに多くのことを求めすぎてキャパシティオーバーになっていないかという観点から，全体を見直してみるということです。

　新人に早く一人前になって戦力として機能してほしいという病棟スタッフの思いが強くなればなるほど，キャパシティオーバーの状態が生まれがちです。もし新人がキャパシティオーバーになっているのだとしたら，一定期間内での到達目標を下げたり，業務量を少なくしたり，目標達成にかかる期間を延長し，ゆっくりじっくり取り組めるように時間幅を調整してみるなどの環境調整が必要になります。同じようなミスが何度も繰り返される場合，われわれはつい本人の努力不足や工夫のなさ，意欲の欠如（やる気のなさ）の問題として処理しがちです。しかし，同じミスが何度も繰り返される背景には，本人の努力不足以外にもさまざまな要因が関係しています。そのどこにメスを入れるのかで，対処方法も変わってくるのです。

　図 4 は，繰り返しミスが起きるプロセスを問題発生前，問題発生中，問題発生後の 3 つに分けて，それぞれのフェーズでどのような点に注意を向けたらよいかをまとめたものです。これを参考にしながら，どこでどのような問題が起きているのかをチェックしてみてください。問題は 1 か所だけではないかもしれません。複数の局面，複数の箇所が連動していることも少なくないため，それら 1 つひとつに対策を施す必要があります。

　最後になりますが，同じ失敗を何度も繰り返す人への指導法の工夫については，菊池[3]の「同じ失敗をしないための対策の導き方」が参考になります（表 4）。

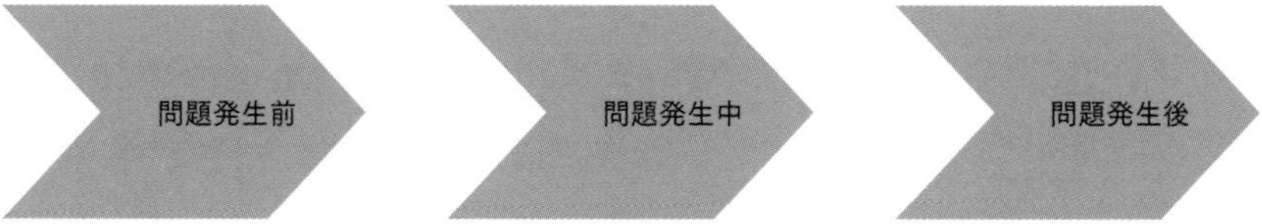

問題発生前	問題発生中	問題発生後

情報収集の仕方をチェックする

① 本人の情報処理の仕方
　（視覚型／聴覚型／触・運動型）
② 本人の記憶容量の大小
③ 記憶したことをどう記録しているのか？
④ 本人のストレス等の抱える度合いの強さ
⑤ 対象者への指示の出し方
　（焦点を絞って，明瞭に，ゆっくりとなど）
⑥ 事前パフォーマンスの出来具合のチェック（打ち合わせ，行動確認など）

行動連鎖を分節化し解析する

① どの単位でつまずいたのか
　（いつ，どこで，どのように）
　⇒パターンは何か？
② どういう状況のときにミスが多発しているのか？
　（常時？　特定状況下？）
③ 習慣化されている行動は何か

どうやって振り返りをしているか？

① なぜうまくゆかなかったのかという理由のみを聞いていないか？
② つまずきのポイントは明確になっているか？
③ そもそもパフォーマンスをさせるうえでの十分な準備状況だったのか（レディネスの確認）
④ 難しすぎる課題ではなかったか？
⑤ 多重課題状態になっていなかったか？
⑥ 十分な時間的猶予や練習時間が確保されていたか？など

図4　繰り返しミスが起きるプロセスのチェックポイント

表4　同じ失敗をしないための対策の導き方

1	他のメンバーにときどきチェックしてもらう
2	完了したことを再確認する
3	以前失敗したことの教訓をまとめる
4	以前失敗したところに時間をかける
5	うっかりしそうなことはダブルチェックする
6	重点点検箇所を決める
7	慣れていることもときどきマニュアルを確認する
8	失敗を繰り返さないスローガンを作成する
9	細かな点検表を作成する
10	自分で注意することをチェックリストにする

〔(3)菊池(2009)より一部改変〕

これをチェックリスト代わりに使い，該当する項目があれば，それらをどうやって防いでゆけばよいのかを対象者と一緒に話し合いながら，取り組んでみてください。どの方法が適しているかは，試してみなければわからないこともあります。ある程度方針が決まったら，まずは実行してその効果を確かめてみることです。そのプロセスを繰り返しながら，最適の方法を見出してゆけばよいのです。

参考文献
3）菊池一志(2009)困った部下の指導法が面白いほどわかる本，69，中経出版．

強いプレッシャーから
不安に押しつぶされそうになっている

事例の提示

| 実際の 場面 | とある病棟のお昼。先輩看護師 尾田さんが新人看護師 井関さんと話している。話のなかの先輩看護師は鈴木さん。 |

（以下，会話では，先輩看護師：Ⓐ，新人看護師：Ⓑ）

A1 井関さん。少しお話ししてもいいですか。

B1 はい，どうぞ。

A2 最近，元気がないみたいに見えるんですけど，大丈夫ですか？

B2 （しばらく，下を向いて沈黙したのちに）実は，この頃，何か忘れていたり，やり残しがあって注意されることがたびたびあるんです。自分なりにそのことには気づいているので，忘れないようにメモしたりして，確認する努力はしているんですが，どうもうまくいかなくて。

A3 そうなんですね。

B3 それに，鈴木さんからはいつも強い口調で注意を受けていて，とてもつらいんです。

A4 そういう悩みがあったんですね。

B4 それだけじゃなくて，同期からも「井関さん，これやったの？」「あれやったの？」「あれもできてないじゃん」て，度々注意されているんです。同期の子たちは，まだ若いから覚えも早いし，要領もいいので，すぐ覚えたり，身につけられると思うんですが，私は年も取っているし，なかなか覚えが悪くて……。なんか，同期から自分がばかにされて，責められているような気がして，情けなくなっちゃいます。今，プレッシャーに押しつぶされそうです。

A5 そうだったんですね。私は，井関さんがとても誠実に一所懸命にがん

ばっているなぁと感じていますよ。

B5 ありがとうございます（下を向いて少しうなずいている）。

A6 でも忘れたり，やり残しがないようにする方法については，何か見つけないといけないですね。

B6 ええ。

A7 それから同期の人たちとの関わり方についても調整が必要な感じがしますね。

B7 はい。でもどうしたらいいか，もうわからなくなってしまいました。もう自信がありません。

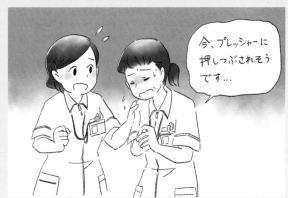

※文中に示した下線部分は，後述の「この事例で注目したいポイント」における記述部分と対応しています。

▶ 本事例に関するデータ

● **先輩　尾田さん：**入職後3年目
● **新人　井関さん：**入職後2か月目
● **指導対象者の背景：**
　① 40歳代女性，某私立看護専門学校学卒。
　② 看護師になる前は専業主婦。実母の看取りの経験から看護職を志した。

▶ 指導者がこの場面で伝えたかったこと

　困ったことや悩んでいたら，遠慮なく指導者に相談してほしい。尾関さんをなんとかサポートしたいと思っていること。

▶ 指導者が検討したいこと

　自信をなくしかけている新人に対して，よいアドバイスやうまく励ますことをしたかったのだが，この時はうまくできなかった。どのような関わりや言葉かけが有効だったのかを検討したい。

この事例で注目したいポイント

　この事例では次の2点に注目してみましょう。

1　新人の発言の最後の部分に注目してみたか

　井関さんのそれぞれの発言の最後の部分に注目してみましょう。具体的には「どうもうまくいかなくて」(B2)，「とてもつらいんです」(B3)，「ばかにされて，責められているような気がして，情けなくなっちゃいます。今，プレッシャーに押しつぶされそうです。」(B4)，「どうしたらいいか，もうわからなくなってしまいました。もう自信がありません」(B7)などの記載が見られます。井関さんなりに努力や工夫はしているようですが，うまくゆかず戸惑っている気持ちや，一部の先輩や同期から注意を受けて，ばかにされたり，責められたりしているように感じられ，自己嫌悪に陥っていること，そして改善の方向性を見失い，自信を喪失していることなどが表現されています。いずれもご本人の苦しい胸の内（感情）を素直に吐露した表現であり，ここに井関さんの本音が凝縮されているといっていいと思います。これらの表現から，感情面への十分なケア（傷つき体験へのフォロー）が必要だということが読み取れます。

2　指導者の働きかけのスピードと新人の気持ちとの間に生まれた微妙なずれに気づいていたか

　一方，指導者のほうは，「大丈夫ですか？」と「あなたのことを心配していますよ」というメッセージを伝えるとともに，「そうなんですね」とか，「そういう悩みがあったんですね」とうなずき，あなたの状態を理解しましたよというメッセージを出しています。さらにA5のところでは，主語を私(I)としたメッセージに加え，プラスの側面についてのフィードバックを行うことで，なんとか井関さん

の心的側面での底上げを図ろうとしています。全体として見た時に，非常にサポーティブな関わりを心がけているように見えます。実際にこのような関わりが継続的になされてゆくため，井関さんは，これまで抑え込んできたさまざまな感情を表出し始めているのだと見てよいでしょう。

　ただ，尾田さんの心のなかに，困っている井関さんの力になりたいという気持ちが根底にあり，さらに現状打破のための何か有効なアドバイスがしたいという強い欲求があるためか，後半のところ(A6, A7)では，井関さんの落ち込んだ感情を十分にフォローすることよりも，問題解決の方向を探る方向に早くシフトさせたい動きが見て取れます。ここに，両者の間で微妙なすれ違いが生じているようにも見受けられます。

改善・対応のポイント

▶ 感情面のサポートが必要かを見極めよう

● コミュニケーションメッセージにおける2つの捉え方から働きかけ方を考える

　対応改善のポイントの1つは，問題解決に向かう前に，指導者側が井関さんの苦しさ，しんどさ，所在なさなどについて，十分に聴き，ねぎらったり，反復して共感を示して，感情面へのフォローを行い，心的エネルギーを十分に蓄えてもらうことです。たとえば，井関さんが「つらいんです」という発言をされた後に，「随分つらいですね」とオウム返し(反復)をしてみる。「もう自信がありません」という発言の後に，「自信がなくなってしまって，これからどうしていったらよいかとても戸惑っているんですね」という言葉を返してみるなどをします。より丁寧に，感情面に深く寄り添う時間を共有してみるわけです。ここでの関わりが十分になされると，本人のなかで心的なエネルギー充電が徐々になされてゆき，少し前向きに物事を考えられるようになったり，新しい解決方法を思いつく心の余裕が生まれます。

　逆にいえば，感情面での十分なケアがなされないなかで，問題解決の方向に早く話を進めようとすればするほど，本人のなかで「待った」をかける気持ちが生まれてしまい，新しい解決方法を考えることが難しくなってしまいます。

　人間は感情によって支配されている生き物です。特に疲れていたり，傷ついていたりしたときにはなおさらです。そのような時にこそ，解決を急がず，じっくりと対象者の語りに耳を傾け，感情面にしっかりと寄り添ってゆくことが求められます。そのような関わりが功を奏すれば，おのずと問題解決の方向に動きが生じるはずです。

　このことを少し一般化して見てみましょう。図5にコミュニケーションにおける2つの異なるメッセージを示しました。この図で示したのは，コミュニケーションには現状を変えて新しいステージに移行させようとする変化メッセージと，なんとか現状を維持し，変化をさせまいとする現状維持メッセージの2つがあり，互いに牽制し合っているということです。そしてどちらかのメッセージに対して，急激に肩入れをすると，必ずもう片方のメッセージにそれを妨げようとする動きが生じ，その変化が起きにくくなってしまうという点が重要なのです。

　これを今回の事例に当てはめると，感情面へのフォローは現状を維持する方向での働きかけといってよいでしょう。これを十分に行うと，やがて現状を変えようとする動き，つまり問題解決の方向に自然に変化していきます。ただし，感情

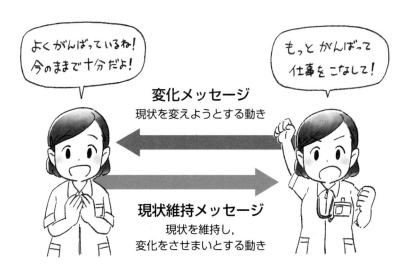

図5　コミュニケーションにおける2つの異なるメッセージ

面へのフォローをないがしろにし，問題解決の方向，つまり変化メッセージの方向に急激に動きを強めようとすると，かえって現状維持の方向に動いてしまい，変化が起きにくくなってしまうわけです。コミュニケーションは非常に逆説的です。したがって，この両方のメッセージのバランスをどのように取るのかというところが，コミュニケーションの難しさでもあり，おもしろさでもあるわけです。

　今回の事例でいえば，最初の段階では，焦らず，じっくり時間をかけて現状維持メッセージの方向に働きかけをしてゆくことで，変化メッセージの方向に動き始めるのを待つというというやり方が，結果的には最も早道だといえるでしょう。

● 感情システムへの徹底した働きかけを行うことが他のシステムへの移行を容易にする

　次に「対象者の使用している優位なシステムへの働きかけが，良好なコミュニケーションを生む」という観点から検討してみましょう。ここでは，人は「思考」-「感情」-「行動」という3つのシステムを使いながら生きていると考えます。図6は，この3つのシステムの関係を示したものです。どのシステムが優位か劣位かというのは，個人によって異なりますし，時と状況によっても変化します。そこに価値の優劣はありません。ここでいう優位とは，そのシステムを頻回に使用するあるいは得意であるというぐらいの意味だと考えてください。逆に劣位とは，あまり使用しない，あるいはうまく機能していないシステムという意味です。

　今回の事例では，井関さんが主として使用していた優位なシステムは，感情システム（それに次ぐものが思考システム）でした。コミュニケーション上は，対象者がその時点で優位に使用しているシステムに働きかけることが，良好なコミュニケーションを成立させるうえで必要不可欠になります。ですから，本事例においては，まずは井関さんの感情システムに焦点化してゆくことが，非常に重要になるわけです。なお，先輩看護師の尾田さんがこの場面で主として用いている優位なシステムは，思考システム（それに次ぐものが感情システム）ではないかと推測されます。その意味からも，尾田さんが意識をしなければ，両者のシステムはもともと微妙にズレてしまうことが予想されるわけです。つまり最初から食い違いが生じやすくなるということです。

　指導者である尾田さんは，井関さんの感情システムに一度コンタクトはしたものの，十分なフォローには至らず，すぐに思考や行動のシステムの方に，動かそうとしてしました。井関さんはそれに対して敏感に反応し，「どうしたらいいか，もうわからなくなってしまいました。もう自信がありません」と反応したわけです。この発言の意味は「まだ感情システムへの働きかけが不足しているので，思考システムや行動システムに移行してゆく段階にはありません」だと解釈すればよいでしょう。要は尾田さん側が，ペース合わせに失敗したということになります。

　もちろん，感情システムにうまくチューニング(接合)できさえすれば，必ず新しい問題解決方法が浮かぶ(思考システムへの移行が可能になる)というほど話は単純ではありません。しかし，井関さんの感情面に十分寄り添わず，彼女に「十分受け止められた，わかってもらえた」という受容感や満足感が得られない状態で，思考システム(問題解決ステージ)へなかば強制的に移行させようとすることは非常に困難です。

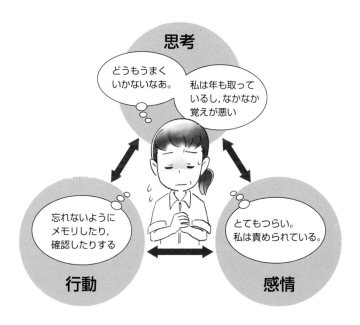

図6　思考–感情–行動システム

　特に指導者側の思い込みが強すぎて，あるべき方向性に連れてゆきたい（思考システムや行動システムに早く移動させたい）という気持ちが強くなればなるほど，対象者の感情面へのペーシング（相手へのペース合わせ）がおろそかになる傾向が生まれます。対象者をリード（次のシステムへの移行）したければ，最初の段階で丁寧に時間をかけてペーシングを行うことが必要不可欠です。今回の場合はそれが感情面へのフォローであり，それこそが問題解決への早道になるからです。

言葉遣いや態度が横柄だと
患者さんからクレームがついた

事例の提示

実際の場面 とある病棟のお昼。先輩看護師 香川さんが，新人看護師 有働さんと話をしている。患者は田中さん。

（以下，会話では，先輩看護師：Ⓐ，新人看護師：Ⓑ）

A1 ねえ，有働さん。あなたの受け持ち患者の田中さんからクレームを言われたんだけど。

B1 えっ，何ですか，それ。

A2 田中さんから，あなたの言葉遣いが悪くて，なんだか子ども扱いされているようで腹が立つって言われてしまったのよ。

B2 私の言葉遣いのどこが悪いっていうんですか。

A3 えっ，どこって。全体的に……。

B3 そんなこと言われてもわかりません！ 心当たりはありませんし，田中さんともちゃんと話はしています！ その場で，何も言われてもいませんから。

A4 でも，あなた，前にも違う患者さんから同じような言葉遣いの悪さや態度が横柄だって指摘されていたじゃない。それって，同じことを繰り返していて，全く改善されていないってことじゃないの？ 本当に反省しているの？

B4 どうして，そんなことまで言わなきゃならないんですか？ ちょっとひどくないですか？ それって随分前のことですよね。今回の田中さんのこととどう関係があるんですか？

A5 ちょっと待ってよ。じゃぁ田中さんが言っていることがおかしいっていうの？

45

B5　だから，私の何が悪いんですか？って聞いているんですよ。もういいです。

いつも私だけが悪者にされて。私が辞めればいいんでしょ。辞めれば‼

（むくれてしまい，その場を立ち去ってしまった。）

A6　……(困ったなあ。むくれて反省もしないで行っちゃった……)

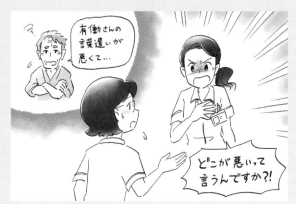

※文中に示した下線部分は，後述の「この事例で注目したいポイント」における記述部分と対応しています。

▶ 本事例に関するデータ

- **先輩　香川さん**：経験2年目
- **新人　有働さん**：入職後2か月
- **指導対象者の背景**：

①24歳，女性，某公立大学看護学部卒。

②性格は基本的には明るく，積極性があり，努力家なのだが，言葉遣いや態度が悪いところがあり，患者さんからクレームがつけられることが多い。具体的には，敬語がうまく使えず，自分よりも年上の患者さんに接するときにため口で話してしまうことが多い。その結果，患者さんから「子ども扱いされた」とか「馬鹿にされているような気がした」などのコメントをいただくことが多い。

③先輩から注意を受けたりすると，責められたり，非難されていると感じるらしく，それへの不満がすぐに顔や態度に出て，攻撃的になる。周囲からの忠

告にも耳を傾けなくなることが多い。注意を受けている最中に席を立ってしまい，その場からいなくなることもしばしばである。

④忙しい状況になって本人に余裕がなくなってくると，イライラした表情や雰囲気が出てきたり，言葉遣いが荒くなったりなどの兆候が表れることが多い。

● **患者の背景**：田中さん。80歳代男性。胃がんの手術で入院中。

▶ 指導者がこの場面で伝えたかったこと

● 患者さんからのクレームを真摯に受け止めて，自分自身の言葉や態度を改めてほしい。

● 先輩看護師から注意を受けた時に不満そうな表情や態度を示さないで，頭を冷やして冷静に受け止めて考えられるようになってほしい。

▶ 指導者が検討したいこと

患者さんからクレームがついた（しかも，前にも似たような案件があった）ので，今度こそはしっかり直してもらいたいと思い事実を伝えのだが，それがうまく伝わらず，まったく聞く耳をもたない状態で立ち去られてしまった。本人がもう少し素直に耳を傾けて行動改善につながるような，効果的なフィードバックのあり方を検討したい。

この事例で注目したいポイント

この事例では，先輩看護師の香川さんのフィードバックの与え方と，それを受けた新人の有働さんの反応への対処（2か所）の3点に注目して見てみましょう。

1 患者からのクレームを伝える時の伝え方とタイミングを考えてから行ったか

最初のポイントは，香川さんから有働さんに対して，<u>いきなり田中さんからのクレームが伝えられているという点です</u>（A1）。有働さんにすれば，不意を突かれ，しかも，自分にとって不愉快で，よく理解できないメッセージが突然に降ってきた形となり，かなり戸惑ったのではないでしょうか。それが，<u>「えっ，何で</u>

すか，それ」(B1)という言葉によく表れています。このように，本人に対してマイナスのメッセージを与える時には，十分注意を払いながら，慎重に行う必要があります。最初の声かけの仕方が，以後の展開に非常に大きな影響を与えるからです。

② 「私の言葉遣いのどこが悪いっていうんですか」と聞かれた時に明確な対応ができたか

　ポイントの2つ目は，有働さんからの返し(反撃)がなされた時の，香川さんの返答の仕方にあります。有働さんからの切り返しに対して，今度は，香川さんのほうがうろたえてしまい，問われたことに対して明確に返答できていません。「えっ，どこって。全体的に……」(A3)という，曖昧かつ腰の引けた応答になってしまっています。ここで勝負あった(つまり有働さんがここでの会話の主導権を握った)と言ってよい，非常に象徴的な場面ですね。

　その後，畳みかけるように有働さんから反論が述べられてゆきます。会話の中盤において，香川さんからの駄目押しとなるような，胸に刺さるメッセージが有働さんに対して出せなかったところが，最後まで尾を引くことになっているのです。

③ 過去の出来事(失敗事例)を再びもち出して，反省を迫ったのはなぜか

　有働さんからの反撃にあい，むしろ追い詰められた香川さんが取った行動は，以前にあった同じようなクレームという事実をもち出し，なんとか有働さんを打ち負かそうとすることでした(A4)。つまり過去の出来事(失敗事例)を蒸し返して，反撃を封じようとしたわけです。しかし，この行動はかえって，有働さんの怒りを増幅させ，売り言葉に買い言葉のような会話になってゆきます。

　対象者にマイナスのフィードバックを与える時，過去の類似の出来事(失敗)を再度もち出して，押さえつけるようなやり方は絶対に成功しません。それはむしろ，対象者の強い反感・反発を引き出すだけになります。なぜなら，対象者のプライドをいたく傷つけることになるからです。特に，もち出された過去の出来事(失敗)に対して，対象者が納得していない，触れられたくない，忘れたいと思っているようなことであればあるほど，そこから引き出されてくる反応は激烈なものになります。その意味からも，今回，香川さんは虎の尾を踏んだといってよい

でしょう。実際に両者の会話は，およそ生産的なものとはいえない形で終わってしまいました。

改善・対応のポイント

▶ **マイナスのフィードバックを与える際には，伝え方とタイミングに注意しよう**

　今回，先輩の有働さんへの言葉かけに対して，私はかなり批判的にコメントをしてきました。では，具体的にどういう点について改善をしてゆけばよいのでしょうか。

　図7は，中原[4]がフィードバックのプロセスについて表したものです。本事例の解説においては，基本的にこの枠組みを踏襲しながらも，より具体的なポイントについて触れてゆきます。図中の SBI は，Situation（問題が起きた状況），Behavior（問題となる具体的行動），Influence（周囲への具体的な影響）の頭文字をとったものです。Situation とは，問題となる状況がいつ，どこで，誰と誰が，

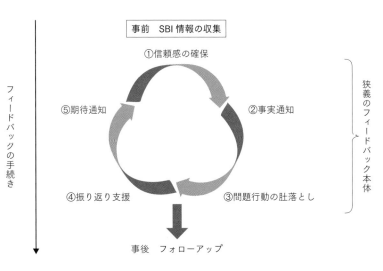

図7　フィードバックのプロセス

〔4〕中原(2017)より一部改変〕

どのような状況下において起こったものなのかという全体状況を明らかにすることです。次の Behavior とは，上述した状況下において具体的に当該本人のどのような行動(発言，態度，振る舞いなど)が問題となっているのかを特定するということです。そして Influence とは，そのような当該本人の問題行動が，周囲の人々に対して(具体的には誰と誰に対して)，どのような影響を及ぼしたのかを明確化するということになります。

　次に，フィードバックを行うための具体的な手続きについて述べます。まずは事前段階で SBI に関する正確な情報を収集します。そして，狭義のフィードバック(①信頼感の確保，②事実通知，③問題行動の肚落とし[問題行動に関して当該本人が正確に理解し，納得して行動変容に取り組むということ]，④振り返り支援，⑤期待通知)を行い，事後のフォローアップを行って，行動変容の確認を行うというのが一連のプロセスです。かなり複雑なプロセスなのですが，逆に言えば，人の行動変容を促すためには，これぐらいの手間をかけなければなかなか効果が出ないということでもあるのです。だからこそ，うまく対象者に受け止められれば，大きな行動変容が引き起こされる可能性が高くなります。

● マイナスのフィードバックを与える前の枕詞の使い方に注意する

　最初の注目ポイントから見てみましょう。SBI における，①の信頼感の確保はなされているという前提で話を進めますので，これに関する説明は省き，次の②事実通知に関する部分から触れます。この事実通知の部分についても，これを対象者が受け入れやすくするための工夫が大切になります。具体的には「枕詞」の活用です。

　ここでの要点は，マイナスのフィードバック情報が何の前触れもなく唐突に与えられたという点でした。有働さんの側から見れば，不意打ちをくらったわけです。まずはここを工夫する必要があります。対象者にとってマイナスの情報を与える時には，少し心の準備をしてもらい，受け止める構えをある程度つくってから始めます。具体的には，「有働さん，あなたにとても大事な話があるんだけど，5 分程度時間をとってもらえる？」というような言葉かけや，「有働さん，ちょっといいかしら。少しシビアな事を伝えなきゃいけないので，別室で話がしたいんだけどいいかな」というような言葉かけが望ましいでしょう。

　プラスのフィードバックならいざ知らず，マイナスのフィードバックを与える

場合には，対象者に少なからずショックを与えることになります。そのため，それを受け止めるための時間的猶予がどうしても必要なのです。コーチングの分野では，これを「枕詞を活用する」といいます。ここでいう枕詞とは，「あなたにとても大事な話があるんだけど」とか，「少しシビアなことを伝えなきゃいけないので」のように，これから始まる会話をスムーズに進めるための緩衝材や潤滑油のような働きをする前置きの言葉を指します。このようなフレーズが，会話の始まりに挿入されることによって，与えられる側にほんの少しだけですが，受け止めるための心の準備ができることになります。またこのような導入によって，本格的な会話が始まる前に，「はて，何のことだろうか？」と，対象者の心のなかで少し内省的な動きも起きてきます。それが次のステージに向うための，ウォーミングアップや構えの形成につながるわけです。

　もちろん，枕詞を使ったからといって，対象者が指導者のフィードバックしたことをいつでも必ず受け止めてくれるとは限りません。ですが，不意打ちをくらわされた時よりは，はるかによい状態で会話が始められるということは確かでしょう。

◉ マイナスのフィードバックを与える時の伝え方や順番にも注意する

　いよいよ準備ができて本題に入る段階まできたら，今度はこれまでの本人の努力や工夫，達成してきたことなどのプラス材料について，しっかりプラスのフィードバックを与え，がんばりをねぎらいます。その後に，伝えなければならない現実（事実情報）をストレートに伝達するという段取りを踏むことになります。

　マイナスのフィードバック情報（つまり行動変容を期待する本人の行動に関する事実）を伝える時には，主観を交えず，正確かつ具体的な事実のみを伝えることが何よりも重要です。そのため，他者から聞いた情報，つまりうわさや第三者を介した伝聞で得た情報については，必ず裏を取って事実確認をし，かつ伝え方（伝えるタイミングや言い方など）についても一度頭のなかでシミュレーションしてから本番に臨むほうがよいでしょう。事前に脳内で何度もリハーサルをするわけです。

　そして事実情報を伝えた後は，それが間違っていないかどうか，修正すべき点がないかどうかを必ず本人に確認します。ここで互いの認識のズレを明らかに

し，ズレがあれば，可能な限りそれを修正する作業を行います。このプロセスを丁寧に行うことによって，両者の間での事実認識の共有が可能になり，行動変容への第一歩が踏み出せます。残念ながら今回のケースでは，このプロセスも抜けてしまっています。この非常に重要な部分での詰めの甘さが，ポイントの2番目に指摘した，有働さんから「私の言葉遣いのどこが悪いっていうんですか」と反撃をされた時の返答の仕方に表れてしまったわけです。

● 事実に基づいた正確な情報をフィードバックする

　マイナスのフィードバックを与えられた側は，その情報が「いつ，どこで，誰が，何について，どのようなことを言っていたのか」を必ず確認したくなります。それに対しては即座に答えられなければなりません。そうしないと，対象者はこちらが伝えたいと思っていることや改善してもらいたいと考えていることに応じてくれなくなり，以後の会話がこじれたり，継続できなくなったりするからです。

　今回のケースについていえば，「○月○日の○時頃，田中さんの傷の消毒を行っていた場面で，あなたが『これぐらいの痛み，がまんしてよ！』と，かなり強い口調で言葉を投げかけたと聞いたけど，それは間違いないかな？」のような言い方をすることになります。そして，事実の確認をした後に，「あなたのその言葉を聞いて，田中さんは，なんだか上から目線でものを言われて，子ども扱いされていると受け取られたようなんだけど，そのことは受け止められるかな？」と続けることになります。対象者（有働さん）の発言・行動が，患者にどのような影響を与えたのかを，できるだけ正確かつ具体的に，把握した情報を伝え，行動変容を迫るわけです。対象者が患者に対して負の影響を与えたというはっきりとした認識をもてば，これが③の問題行動の肚落としに相当します。

　ここで重要なことは，対象者が指導者からの説明を聞いて，十分に納得しているかということです。納得していなければ，次のステップに進めないからです。それが確認できたら，指導者から「今回のことはとても残念なことだけど，より重要なことは同じことを二度と繰り返さないことなの。だから，今回のことをしっかり振り返り，これから一緒にどう改善していったらよいかを話し合いたいと思うんだけど，その方向でこれから話を進めていいかな？」のように次のステージに誘います。これが④の振り返り支援となります。そこでは「具体的に何

がどう悪かったのか。どこをどう改善すればよいのか」についての行動変容計画を対象者と一緒に練り，着実に実行してもらうことになります。

　⑤の期待通知では，この計画を実施し，達成できたら，本人にどのようなメリットがあるか，周囲の期待や信頼がどれだけ高まるか等の改善によって生じるプラスの側面を強調し，モチベーションアップにつなげます。もちろん，この計画はやりっぱなしではなく，いつ，どういう形でフォローアップをするかまでを事前に話し合い，合意を得て実行することになります。そして，定期的にその成果をチェックし，必要に応じて行動修正を図ります。これが事後のフォローアップです。

● 過去の出来事をもち出して説得を試みるのはご法度

　ところが，注目したいポイント3で取り上げた会話では，具体的な事実関係の確認と共有がなされなかっただけでなく，過去の失敗事例までもち出して強圧的に説得しようとした点が，有働さんを怒らせ，最終的に立ち去らせるという最悪の結果を生んでしまいました。ここは非常に大切なポイントです。

　人を叱ったり，反省を求めたりする時に，現在起きていることとは異なる過去の事案をもち出して説得を試みることはやめましょう。これは百害あって一利なしです。現在起きている事案は，「今，ここ」で解決し，過去の案件は持ち込まないという原則を守ってフィードバックをしてゆく姿勢を堅持しましょう。

　この事例においても，会話の最初の段階で問題となった事案に関する事実認識について，両者がある程度，確認して納得して話し合いが進んでいれば，少なくとも有働さんが激怒して言い合いに発展し，その場を立ち去るという行動は起きなかった可能性は高いと思います。有働さんにしてみれば，自分の事実認識とは異なるものを急に押しつけられ，一方的に非難されたという理不尽な思いを抱いたので，そこから立ち去らなくてはならなくなったというのが，事の真相かと思われます。

● マイナスのフィードバックを与える際には，事前の準備と勇気が大切

　一連のプロセスを丹念に振り返ってみると，対象者に対してマイナスの情報をフィードバックし，行動改善を迫る場合には，会話を始める初期段階での入念な準備が大切であることがわかります。対象者にとって，受け止めにくい情報であ

るからこそ，慎重に，そして丁寧にプロセスを踏みながら進めてゆく必要があるわけです。不用意な関わりは指導者，対象者双方に傷を残します。そして，事例のような関わりが続いてしまうと，対象者は指導を受け入れなくなるでしょう。このようなことがあるために，マイナスのフィードバックを与える立場にある指導者には，心理的に非常に大きな負荷がかかります。それが結果として指導者にマイナスのフィードバックを出すことをためらわせることにつながるわけです。

　その一方で，マイナスのフィードバック情報が効果的な形で与えられ，対象者に真摯に受け止められれば，その後の行動変容を助け，大きく成長するチャンスにもなり得ます。指導者はその可能性に期待しながら当座のストレスに耐え，勇気をふるって厳しいことを伝えるということにチャレンジしてゆかなくてはなりません。それは指導者の大切な役割の1つだからです。もし，指導者がそのような負荷に一人で耐えることは難しいのであれば，仲間とシェアすることで，その負荷を多少なりとも下げる試みをしてみましょう。指導者自身のメンタルを健康な状態に保つということも非常に重要だからです。

　なおここで述べた事柄は，**Column ❶「フィードバックの理論と実践法」**（下記）と深い関係にありますので，そちらもぜひ参照してみてください。

参考文献

4）中原淳(2017)フィードバック入門——耳の痛いことを伝えて部下と職場を立て直す技術，94, PHP研究所.

Column ❶　フィードバックの理論と実践法

● **フィードバックとは**

　フィードバックとは，もともと電子工学の分野で用いられていた概念ですが，その後，行動科学の分野においても用いられ，広く普及するようになりました。ここでは「フィードバックとは，人間関係のなかで——特に"今，ここで"の人間関係において——各人の行動が，他者にどのような影響を及ぼしているかに関する情報を提供したり，受け取ったりする情報の相互交換のプロセスである」とする柳原[5]の定義を採用し，個人やグループが成長するために，また，お互いの関係をよりよくするために行われるものであるとします。

　フィードバックと聞くと，相手の欠点をあげつらい，厳しく非難するようなイメージを浮かべる方がいるかもしれませんが，実際はそうではありません。もちろん，厳しい内容を伝えることもありますが，その場合でも，人格の攻撃ではなく相手の成長を願う援助的行為でなくてはなりません。相手への愛が根本に必要なのです。

　では，有効なフィードバックとなるために，具体的にどのようなポイントを押さえてゆければよいのでしょうか。表 5 を参照しながら見てゆきましょう。

表 5　効果的なフィードバックを行うための留意点

(1) 記述的であること	・具体的な行動を記述する。 ・評価的な言葉遣いを避ける。
(2) I メッセージであること	・一般論ではなく，「私（I）は……」で始まるメッセージで伝え，第三者が言っているような伝え方はしない。
(3) 必要性が感じられること	・フィードバックを与えるほうも受け取るほうも，両者いずれもフィードバックの必要性が十分に感じられていなくてはならない。 ・フィードバックは押しつけられたものであるよりは，求められたものであるほうがよい。 ・フィードバックの受け取り手が，他のメンバーに尋ねて教えてもらうことが効果的。
(4) 行動変容が可能である事柄についてであること	・フィードバックを受ける人が，聞いたことから自分自身の行動を修正することができたり，コントロールすることができる内容が求められる。
(5) 適切なタイミングであること	・指摘される行動があった直後，できるだけ早い時点で行うのが最も効果的。
(6) 伝わっているかどうかを確認すること	・フィードバックを与える人が，自分の伝えたかったことが伝わっているかどうかを対象者に確認しなくてはならない（伝えたことを復唱してもらうなど）。 ・フィードバックを与える時に，いつ起こったことなのかという"時制"を明確にして伝える。
(7) 多くの人からのフィードバックを受け取ること	・フィードバックがなされる場合，送り手も受け手やグループメンバーと一緒になって，そのフィードバックの正確さをチェックする必要がある。

〔5〕柳原　光（2003）より一部改変して使用〕

● **フィードバックで特に重要なポイント**

　表 5 の 7 項目はどれも大切ですが，そのなかでも特に重要なことは，(1)「記述的であること」です。フィードバックを受けた対象者が自分で行動を修正してゆくためには，曖昧で，抽象的なメッセージだけでは不十分です。なぜなら具体的でなければ，変えようがないからです。ですから，フィードバックを与える側が，い

つ，どこで，何を，どうすればよいかというところまで明確化して伝えなければなりません。たとえば，「あなたが○月○日○時に，○○の場所で，○○さんに対して言った『そんなことは自分でやってください‼』と強い口調で言った発言は，患者さんの気分をひどく害したようなの。だから，今後，同じような状況に遭遇した時に，そのような発言はやめて，患者さんがなぜそのようなことをおっしゃったのかという真意をまず確かめるようにしてから，説明をしてください」というような返し方をすることになります。

また，フィードバックを与える際に，主語を何にするかで，相手の受け取り方が変わってきます。一般的には，(2)のように，主語をI(私)にしたIメッセージのほうが，相手には素直に受け取られやすいといわれています。さらに，そのIメッセージに，自分の率直な感情を付け加えると，より伝わりやすくなるといわれています。たとえば，「私はあなたのその発言を聞いてとても悲しくなりました」とか，「私はあなたの行動を観察していて，随分できることが増えてきたことがわかり，すごく嬉しくなりました」のような表現になります。

もし，前述の表現をYou(あなた)を主語にした場合や，「世間」「社会」のような言葉を主語にして伝えた場合にはどうなるでしょうか。これらのメッセージを聞いた側の印象としては一般論として言われたように聞こえてしまい，自分事として実感が湧きにくいのではないでしょうか。もちろん，主語をI(私)にしたからといって，相手がいつでも必ずメッセージを受け入れてくれるとは限りません。時には拒否されることもあるでしょう。しかし，相手が受け入れてくれない場合でも，少なくとも感情的な意味での反発は非常に少なくなることは間違いありません。同じメッセージを伝える場合でも，伝え方一つで受け取る側の印象が随分と違ったものになるのだということを忘れてはならないのです。

● 表にはない3つの重要な留意点

次に，表5には掲げられていない3つの重要な留意点についてふれます。

1つ目は，フィードバックを行う時に，相手を自分自身の欲求不満解消のはけ口にしないということです。このようなことは送り手のコンディションが悪い時などによく起こります。強いストレスを受けていたりすると，つい相手に対してつらく当たるなどということがあります。フィードバックは，常に与えなければならないというものではありません。送り手の状態があまりよくない場合には，無理してフィードバックを与える必要はないのです。送り手の気分が安定し，落ち着いて冷静に対処できる状態になった時に行ったほうがはるかに効果的です。

2つ目は，十分に信頼関係を構築したうえでフィードバックを行うということです。まず，フィードバックの構造を模式的に表現した図8を示します。

これを見ればわかるように，ピラミッド構造でフィードバックを与える際の一番の土台となるのは，お互いの信頼関係です。どのようなメッセージがやりとりされるにせよ，両者の間に深い信頼関係がなければ，そのメッセージは意味を成しませ

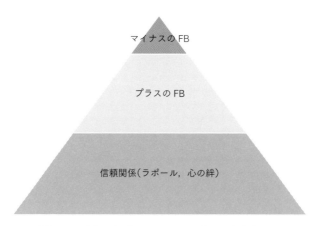

図8　マイナスとプラスのフィードバックを与える
割合の違いとそれを支える信頼の構造

ん。逆に言えば，信頼関係が構築されていれば，多少厳しいフィードバックが与えられても，相手はそれを受け止めてくれる可能性が高くなります。「あの人から言われたら仕方ないな。厳しいけど，確かにそうだ」と納得してもらえるわけです。もし信頼関係がなければ，「なんであの人にそんなことを言われなくてはならないんだ。ふざけるな!!!」という反応になる可能性があります。せっかくフィードバックを与えているのに，効果がないと嘆いているとしたら，もう一度，図8のピラミッドの底辺部分（信頼関係）がしっかりと構築されているのかどうか，そして，マイナスのフィードバックよりもプラスのフィードバックが多いかも点検しておく必要があるでしょう。

　3つ目は，マイナスとプラスのフィードバックを与える際は，そのバランス（割合）をよく考えてから行うという点です。フィードバックを行う時に，どうしてもマイナスのフィードバックばかりを与えてしまうことはないでしょうか。マイナスのフィードバックを与える時は，それとバランスがとれるぐらいのプラスのフィードバックが与えられなければ，歪んだフィードバックになってしまいます。私自身のこれまでの経験から言えば，医療関係者は，マイナスのフィードバックばかりを与える傾向が強いと感じます。それはおそらく患者さんの安全・安心を確保するという職場風土や医療文化が根底にあるからでしょう。しかしそれは，「完璧にできて当たり前，できなければ非難に値する」という完全主義的で批判的な厳しい風土を創り出します。それが新人や学生の指導の場面でも如実に表れてくるわけです。

　たとえば，「ここができていないね」「あそこもまだダメだよね」と，できていないところについては厳しく，そして矢継ぎ早にフィードバックをするのですが，これでは，できているところ，がんばっているところ，工夫しているところはすべて無

視して，プラスのフィードバックはほとんど与えないという行動となります。対象者に対して，本当の意味で正確なフィードバックを与えるためには，指導者が物事の全体像を把握しておく必要があります。ここでいう全体像とはプラスとマイナスの両方を含みます。片方（できていないところ）だけしか注目しないというのは，かなり偏った見方（物事の半面しか見ていない）をしていることになります。それでは，人の成長をトータルに促進することにはつながりません。

● マイナスばかり，プラスばかりのフィードバックからの脱却

　バランスのよい見方というのはなかなか難しいことなのですが，自分がマイナスのフィードバックを多く出す傾向にあるという気づきがあれば，修正をかけて変えてゆけます。まずは自分の癖，つまり，傾向を把握することから始めましょう。もしマイナスのフィードバックばかり出す傾向にあったなら，かなり意識してプラスのフィードバックを出す試み（訓練）をしなければなりません。そのためには，人の良いところや優れているところにも目を向け，気づいたこと（プラスの材料）を言葉に出して相手に伝える練習をすることです。さらに成果は出ていなくても，対象者ががんばっているところや工夫しているところ，努力しているところを言語化して伝えてみましょう。これはプロセスを認めて褒めるということです。ただ，これがスムーズにできるようになるためには，常日頃から，対象者の行動をよく観察し，出来不出来を正確に把握し，記録（記憶）していなければなりません。

　いざフィードバックをする時に備えて，数多くのネタ（褒めたり認めたりするための具体的な材料）を仕入れておく作業が欠かせません。このような地味な積み重ねを行って，少しずつでもプラスのフィードバックを出すことに慣れてゆくことが，対象者の成長に大きく寄与するのです。

　一方，まれにプラスのフィードバックしか出さないという人もいます。その場合には，マイナスのフィードバックを出すことで，相手に嫌われたり，関係が悪くなってしまうのではないかという恐れを抱いていることが多いようです。確かにマイナスのフィードバックを出すことは勇気がいります。でもそういう時にこそ少し立ち止まって「私は本当に相手のことを大切に思っているのだろうか」「言わないことが相手の成長を阻害するのではないか」と自問し，考えてみてください。指導者は対象者に気に入られるために存在しているわけではありません。たとえ一時的に敬遠されたり，嫌われたとしても，伝えるべきことは伝えなければなりません。それによって対象者が誤った行動を改めることができると，最終的には患者さんやそのご家族にとってのプラスに作用するからです。厳しさもまた愛情なのです。

参考文献

5）柳原　光（2003）Creative O.D. Vol. V，4．効果的なフィードバックを行うための留意，人間関係とフィードバック，331　行動科学実践研究会，プレスタイム．

与えられた課題が重すぎて，
つぶれそうになっている

事例の提示

実際の
場面

とある病棟のお昼。先輩看護師 木内さんが新人看護師 江藤さんと話している。

(以下，会話では，先輩看護師：Ⓐ，新人看護師：Ⓑ)

Ⓐ1 江藤さん，ちょっと，いいかしら。

Ⓑ1 はい(目線を落として，うなずく)。

Ⓐ2 最近，顔色が悪いみたいだけど，何か困っていることがあるのかなあ？

Ⓑ2 ……(うつむいて，小さい声で)大丈夫です。

Ⓐ3 何だかとてもつらそうに見えるんだけど……。他のスタッフに相談してる？

Ⓑ3 (涙を流しながら)先輩にきつい言い方で言われてから，相談するのが怖くなってしまって……。今も患者さんの疾患のこととか聞かれたり，自分のできてない看護技術のことを指摘されたりすると，頭が真っ白になって，何も考えられなくなっちゃうんです。

Ⓐ4 そんなに厳しい言い方だったの？

Ⓑ4 いや，きっとその先輩としてはそういうつもりではなかったと思うんですけど，それを言われた時の私にはとてもショックで……。最近は，優しい言い方をされても，実は裏では私の悪口を言っているんじゃないかと勝手に想像してしまって，とても怖いんです。

Ⓐ5 それって，きっと大切なことだからミスしないようにと思って強調してアドバイスしたんじゃないのかなあ。江藤さんを責めるつもりはなかったと思うよ。それに私も含めてだけど，先輩たちもわからないことは，どんどん聞いてくれたほうがフォローをしやすいんだけどなあ。

B5　でも怖くてできないんです。疾患の勉強とかも毎日疲れちゃって，ほとんどできないし。今受け持ち患者さんが5名なんですけど，もうわからないことだらけで，パニックになりそうです。毎日すごいプレッシャーを感じています。

A6　そうなんだ。じゃぁ師長さんに一度相談してみようか。受け持ちの数自体を少し減らしたり，もう少し重症度の低い患者さんを受け持つとか，できる工夫は色々あると思うよ。ちょっと余裕が出ると，家に帰っても疾患とかについての勉強ができるかもしれないし。

B6　でも，早く自立しないと，病棟に迷惑がかかっちゃいますよね。それに同期と比べて後れを取っちゃうし……。

A7　皆それぞれ成長のペースが違うんだから，他の子のことを気にしなくてもいいんじゃないの。

動きがとれなくなって，フリーズしているほうが病棟には迷惑がかかるよ。江藤さん自身はどうしたいの？

B7　どうしたいのって言われても。どうしたらいいかわかりません！もう働くのがつらいです!!仕事を辞めたいです!!

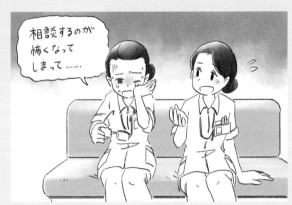

相談するのが怖くなってしまって……

※文中に示した下線部分は，後述の「この事例で注目したいポイント」における記述部分と対応しています。

▶ 本事例に関するデータ

● **先輩　木内さん**：入職後6年目
● **新人　江藤さん**：入職後5か月目

- **指導対象者の背景：**
  ① 20歳，女性，某私立看護専門学校卒。
  ②コミュニケーションが苦手。スタッフへの報告・連絡・相談ができていないと，たびたび注意を受けている。
  ③もともと勉強は苦手。看護専門学校時代も友達にかなり助けてもらいながら，実習記録を書いたり，課題レポートを作成したりしていたようで，基礎的・基本的な学力が不足気味。
  ④入職後，病棟で課されるいくつかの課題についても提出が遅れ気味で，ようやく提出された課題についても完成度はかなり低い。
  ⑤最近になり，受け持ちの患者さんが5名になった。先輩によるフォローがあるものの，ミスが多く，叱責される場面が増えてきた。
  ⑥つらそうな表情を見せることが増えてきたため，心配になって声をかけた。

▶ 指導者がこの場面で伝えたかったこと

- わからないことをそのまま放置しておくと事故につながるので，とにかく連絡・報告・相談を密にしてほしい。
- 先輩の注意はきつい言い方に聞こえたかもしれないけれど，本人の成長を願っての指摘であって，決して嫌がらせとかではないことをわかってほしい。
- 先輩から指摘されたことを素直に受け取り，行動の改善につなげてほしい。

▶ 指導者が検討したいこと

- スタッフは指導的な関わりをしていると思っているのだが，本人は厳しい言い方をするとすぐに被害妄想的に捉えてしまう場合にどうすればよいか。
- 学習も追いつかず，疲労の度合いも濃い。ミスも増えてきているので，受け持ちの人数を少し減らすほうがよいのではないかと考えた。しかし，本人は病棟に迷惑がかかることや同期に後れをとることを恐れており，こちら側からの提案に乗ってくれない。このような場合，どうしたらよいか。

この事例で注目したいポイント

この事例では3点に注目して見てゆきましょう。

1　先輩に注意されて怖くなってしまったという発言をどう解釈したのか

　事実が何かはわからないのですが，先輩から注意されたことで，江藤さんが<u>過敏になってしまい，自分の世界に閉じこもってしまったということはわかります</u>（B3，B4）。これにより，外界とのコンタクトが失われてしまい，ますます問題解決が困難になっています。問題解決のヒントは，外のリソースにアクセスできるようになることです。ここが最初のポイントになります。

2　受け持ちの患者さんの疾患の理解も進まず，数も増えて
　　パニックになりかけているという発言をどう理解したのか

　もともとコミュニケーションが苦手で，うまく報告・連絡・相談もできず，しかも基礎学力面で不安のある江藤さんにとっては，ひとり立ちのステージに入ったとはいえ，<u>次々と受け持ち患者の数が増えてゆく状況はかなりの負担（ストレス）だったのではないでしょうか</u>（B5）。本事例では，江藤さんが，どんな心理状態にあるのかを後に詳しく述べる3つの空間（ゾーン）によって，説明を試みたいと思います。この3つの空間のどこに江藤さんがいるのかによって，その後の対処方法が変わってきます。さまざまな兆候を捉え，正確にアセスメントをすることが求められます。

3　早く自立しないと迷惑をかけてしまうという焦りと
　　同期の成長に追いつけないという発言をどう受け止めたか

　江藤さん自身も何回も失敗を重ねてきており，周囲にかなり迷惑をかけているという自覚があるのでしょうね。さらに，<u>同期で入職した他のメンバーの成長具合を見聞きし，自分と比べることで，強い焦りが生じていることが読み取れます</u>（B6）。ここには，当然江藤さんなりのプライドも見え隠れします。江藤さんのプライドを尊重しつつ，今の状態を改善するために何をするべきかを，しっかり話し合う必要があります。

改善・対応のポイント

▶ 自信がもてない人への対応は，より慎重に

● 自我機能が低下し，外界からのストレスに弱くなっている

注目したいポイントの1では，先輩から注意されたことで，江藤さんがかなり動揺している場面に焦点を当てました。しかし，前記の会話の中だけからでは先輩看護師からどのような関わり方があったのかという具体的な事実関係は確かめようがないので，どこをどのように改善すべきかについては現時点では何とも言えません。ただ押さえておきたい事実としては，新人看護師の江藤さんが先輩から注意されたことでかなりショックを受けていて，被害妄想的な受け取り方をするまでになっているということです。ここから推測すると，江藤さんの自我機能がかなり低下し，特に外界からのストレスに対して非常に脆弱になり，自我をうまく防衛できていないことがわかります。いわゆる守りの薄い状態になっているという理解が必要になります。

● 本人の能力を遥かに超える課題が設定され，その達成に失敗している

そのため，今後江藤さんに指導を行う際に，失敗をしても，きつく叱るなどの関わりをすることは，本人を追い詰めてしまう可能があるので，やめたほうがよいということになります。

しかし，どうしてそれほどまでに，自我の機能が低下するのかといえば，それは江藤さんの能力をはるかに超える課題が次から次へと出され，それに耐えきれず，つぶれそうになっているからだという見立てが前提となります。ここが問題の中核だと考えます。

● 本人のプライドに配慮した関わりが必要

元々勉強が嫌いで，基礎学力が不足気味の江藤さんにとっては，今はかなりしんどい状況であることは間違いありません。本人が述べているように，受け持ちの患者さんの数が増えてきて，パニックになりかけているというのが，本当のところでしょう。対応としては，本来ならば先輩看護師の勧めに従い，受け持ちの患者さんの数を減らしてもらう，重症度の高い患者さんの受け持ちから外しても

らうなどすることが，状態の改善には有効であると考えられます。しかし，江藤さんはそれを拒否しています。これを理解するポイントは，周囲に迷惑をかけたくないという気持ちと，同期には後れをとりたくないというプライドとライバル心の2つです。今の江藤さんにとっては，受け持ちの数を減らされたりすることは，自分が成長していないという確たる証を提供することになってしまい，いたくプライドが傷つくことを意味します。本人は何よりもそれを恐れているわけです。裏を返せば，早く自立して一人前として認めてもらいたいというニーズがあるということになります。この点は十分に押さえておく必要があるでしょう。

● 当面の負担を減らし，余裕が出てきたところで 基礎的・基本的な能力の向上を目指す

仕事上の疲労もあり，思考が正常に働いているとはとても思えない状況のように見えます。これに関しては先輩看護師の木内さんではなく，所属病棟の師長さんに個人面談をしてもらい，まずは当面の負荷を減らす方向で調整する（受け持ち患者数を減らすなどの方策をとる）方向で説得してもらうしかないでしょう。

そして，最も重要なのは，その本人への負荷がある程度軽減されて心的余裕が生まれた段階で，受け持ち患者さんの疾患の理解を深めるなどの地道な作業を継続的に行うことです。臨床現場でパニックになる背景には，患者さんの容態を含めた基本的な知識や理解が不足しており，的確なアセスメントが自分ひとりではできないということが深く関係していると考えられるからです。

この部分の底上げを図れない限り，いつまで経っても問題は解決しません。したがって，本人への説得の仕方としては，「早く自立して，一人前の看護師として周囲からも認めてもらえるためにも，今は少し負荷を減らして，しっかりと足場を固めてゆくしかない」というふうに話をするしかありません。

● 3つの異なる空間のどこにいるのかを正確にアセスメントし， 必要に応じて空間を移動させる

この事例をよく理解するためには，図9に示した，中原[6]の快適空間（コンフォートゾーン），成長空間（ストレッチゾーン），緊張空間（パニックゾーン）という考え方が役に立つと思います。ここでいう快適空間とは，特に意識しないでも自分の通常の力量で難なく仕事などがこなせる状態を指します。ルーチンワー

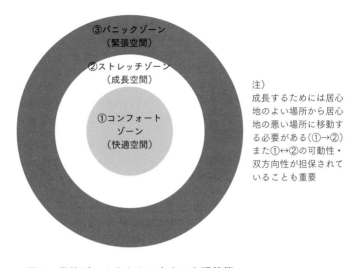

注）
成長するためには居心
地のよい場所から居心
地の悪い場所に移動す
る必要がある（①→②）
また①↔②の可動性・
双方向性が担保されて
いることも重要

図9　背伸びしようとする大人の心理状態

〔(6)中原（2018）より一部改変〕

クをしている時の状態であると考えるとよいでしょう。ただし，その快適空間に居続けても，職能的・人間的成長はありません。能力を伸ばすためには，次に述べる成長空間（ストレッチゾーン）に移動する必要があります。具体的には，今の自分がもっている能力よりも少し高めの目標や課題に挑戦し，背伸びをしている状態を指します。

　この段階では，本人の「背伸び（課題を達成するための努力）」が必要になりますので，ストレスは少し多くなります。ただ，この状態を自分の力で突破できた時には，自信につながりますし，大きな飛躍が期待できます。人が成長するためには，居心地のよい場所（コンフォートゾーン）から抜け出して，少し居心地の悪い場所（ストレッチゾーン）に移動しなければならず，そこでの格闘を通して，力量の向上が図られてゆくのです。

　しかし，その一方で課題が多すぎたり，難易度が高くなりすぎたりすると，チャレンジすること自体が困難となり，段々自己コントロール感を失い，パニック状態に陥ったりします。これが緊張空間（パニックゾーン）にいる時の状態です。このゾーンに一時的に入るぐらいであれば，あまり弊害はないのですが，長期間居続けると，心身共に疲弊し，時には病んでしまいます。このゾーンに入っ

ているかどうかの見極めのポイントがあります。それは，外面的には急に仕事上のミスが多くなったり，ミスの質が悪くなって，よりシビアなインシデントが起きてくるなどの兆候が見られるようになった時だと思ってください。また内面的には，自分自身の中でも何か空回りが起きていて，うまく仕事が処理できず，前に進んでゆけなくなり，焦りだけがつのってゆくような感覚になっている時です。よく眠れていない，食欲も落ちているなどの兆候にも注意を払う必要があります。外部からの観察結果から見て，江藤さんは今この緊張空間（パニックゾーン）に入っているとみて間違いないでしょう。本人の「わからないことだらけ」「パニックになりそう」「働くのがつらい」「仕事を辞めたい」などの発言がその証左になります。

● パニックゾーンからコンフォートゾーンに一度移動して，体制を立て直す

　このような場合にはどうするかといえば，とりあえず，パニックゾーンからコンフォートゾーンに一度戻ってもらい，そこで態勢を立て直すことしかありません。心身ともに一息ついて，エネルギーを蓄え，再度ストレッチゾーンに挑むわけです。そこでうまく成功体験を積めれば，本人の自信になりますし，より高いレベルの課題にチャレンジすることも可能になります。くれぐれも「パニックゾーンでもっとがんばってやり抜け！」というプッシュはしないでください。間違いなくよい結果になりませんし，そこでのダメージが大きすぎると，最終的に離職するということにもなりかねません。

　ですから，周囲のスタッフが注意すべきことは，本人との十分な話し合いと納得によって

①一時的にコンフォートゾーンへ戻り，そこでの休息・休養を十分に取らせる。

②再チャレンジの際には，トライを開始するタイミングを十分に見計らい，焦らせない。今後取り組む課題に関する達成目標や難易度などについて十分な話し合いを行い，本人に合った適切なレベルの設定を行う，

③ストレッチゾーンの課題への挑戦の際には，必要に応じて，周囲が適宜，適切なアシストを行う。

④課題をうまく達成した場合には，努力をねぎらい，成功したポイントをしっかり褒めるなどのプラスのフィードバックをしっかり与え，自己効力感の向

　　上に努める。
などです。
　このように，指導者は今ここで向き合っている新人・学生たちが，図9の3
つの空間(ゾーン)のどこにいるのかについて，鋭敏な感覚を働かせ兆候を捉え，
的確なアセスメントをしなくてはなりません。そして必要に応じて3つの空間
を適宜移動させることで，彼らの成長を促してゆくことができるのです。
　本人にも指導者にも，焦りは禁物です。

参考文献
6) 中原　淳(2018)働く大人のための「学び」の教科書, 53, かんき出版.

Case

8

言われたことをすぐに忘れてしまい
ミスをする

事例の提示

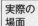

> 先輩看護師 久野さんが，夜勤看護師への申し送りの時に確認してほし
> いことを，新人看護師 小川さんに対して伝達するが，本人は確認せず
> にそのまま帰ってしまった。そのため，翌日の朝，状況の確認を行って
> いる。
>
> （以下，会話では，先輩看護師：Ⓐ，新人看護師：Ⓑ）

A1 小川さん，昨日の申し送りで確認しておいてほしいことを 3 点ほど
伝えたよね。覚えてる？

B1 はい。

A2 その後，何も確認もしないで，そのまま帰っちゃったでしょ。どうし
て？　私，びっくりしちゃったんだけど。

B2 すみません。すっかり忘れてました。

A3 この前にも同じようなことがあったと思うんだけど……。

昨日私が伝え
た時には，忘れ
ないようにメモ
しているように
見えたんだけ
ど，それを後で
見返して，私
が伝えたことの
確認はしなかっ
たの？

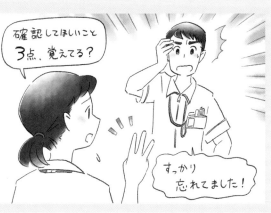

B3　はい。確認はしないでそのまま忘れて帰ってしまいました。

A4　えっ，そうなの。なんでそんなにすぐに忘れちゃうのかなあ。

B4　申し訳ありません!!

A5　あのね。私は謝ってほしいんじゃなくて，そのすぐ忘れるところをなんとかしてほしいだけなんだけど。こんなことやっていると，患者さんに迷惑がかかっちゃうでしょ。それはわかるよね。

B5　はい……（終始，下を向いてうなだれる）。

A6　じゃぁどうしたらいいのかな。教えてくれる？　自分で何か工夫してないの？

B6　えーっと……（そのまま言葉に詰まり，返答は得られなかった）。

※文中に示した下線部分は，後述の「この事例で注目したいポイント」における記述部分と対応しています。

▶ 本事例に関するデータ

- **先輩　久野さん**：入職後 2 年目
- **新人　小川さん**：入職後 1 年目
- **指導対象者の背景**：

　① 23 歳，男性，某公立大学看護学部卒。

　②ミスが多い。特に先輩から言われたことをすぐに忘れてしまい，それがミスにつながっている。

　③先輩から間違っている点や不足している点について指導されても，それを聞き流していたり，返答が返ってこないことがたびたびあり，注意した側も気分を害することが多い。

　④受け持ち業務が手一杯である様子がうかがえるため，自分の業務を調整しながら手伝うが，当該本人は勤務時間が終了したら先に挨拶もしないで帰ってしまう。それを注意すると「忘れていました」という一言で片づけられてしまう。

　⑤チーム内でどう指導していけばいいのかを話し合うが，方向性を見出せていない。

▶ 指導者がこの場面で伝えたかったこと

- 一度注意を受けたら，そのことを真剣に受け止めて，同じ失敗をしないように自分なりに工夫して対策を立てて実行し，改善につなげてほしい。
- 先輩の力を借りてもよいが，自分の仕事は自分でやりきれるようになってほしい。

▶ 指導者が検討したいこと

　同じことを何度も注意しているが，一向に行動の改善が見られず，どのように指導したらよいのかわからなくなった。

この事例で注目したいポイント

　この事例では，対象者の置かれている状況とその行動特性に注目してみましょう。

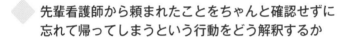

◆ 先輩看護師から頼まれたことをちゃんと確認せずに 忘れて帰ってしまうという行動をどう解釈するか

　この事例の一番のポイントは，先輩看護師から頼まれたことや指示されたことをよく確認もせずに忘れてしまい，同じようなミスを何度も繰り返すという点です(B2，B3)。

　なぜ，このようなことが起きるのか，どうやってそれを防げばよいのか，について考える際のヒントは2つあります。1つ目は，小川さんの受け持ち業務が手一杯になっているという情報です。2つ目は先輩から間違っている点や不足している点について指導されても，それを聞き流していたり，返答が返ってこないことがたびたびあるという情報です。これらの情報をどう理解し，解釈するかが重要になります。

改善・対応のポイント

▶ 視覚，聴覚の情報処理能力の違いにも注目してみよう

● 頻回にミスをする要因は状況的要因か
あるいは脳の機能的要因によるものか

　なぜ頻回にミスをするのかという点については，さまざまな要因が考えられます。しかし，対象者に関する背景情報として小川さんの場合は，「受け持ち業務が手一杯になっている」と書かれています。もしそれが本当ならば，いわゆるキャパシティオーバーの状態であり，次々と入ってくる外界からの情報を脳が処理しきれていない可能性，つまり記憶がうまくできない状態になっている可能性が考えられます。この点を確かめるためには，受け持ち業務が今のような忙しい状況ではなかった時に，小川さんがどれだけミスをしていたか，あるいはしていなかったかという過去のデータとの比較が有効だと考えられます。もし落ち着いた業務状況下では，それほど大きなミスを犯したり頻回に忘れたりということがなかったとしたら，状況的な要因による可能性が高まります。

　その一方で，ある程度落ち着いた状況下においても，頻回にミスをしていたとするならば，状況的な要因より，むしろ脳の機能的な問題を疑うほうがよい可能性が出てきます。

　病棟がある程度落ち着いていても，ミスが繰り返し起きてしまうのだとしたら，ストレスが多くかかる環境下では，さらに輪をかけてミスが多くなってしまうことは想像に難くありません。なぜなら，高ストレス下においては，どのような人の脳の処理能力も基本的には低くなりがちだからです。小川さんの場合には，もともと高くない処理能力が，強いストレスを受けることによってさらに低くなり，それがミスを誘発することにつながっている可能性は否定できないと思います。

　図 10 に，通常状態と強いストレスがかかった状態における対処能力の発揮具合の違いを模式的に表しました。この図からも両者の違いが顕著にわかるのではないでしょうか。

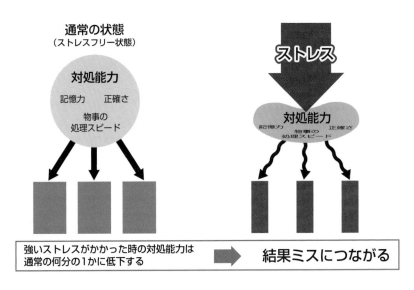

図10　通常の状態と高ストレス状態における対処能力の差異

● 脳の認知処理能力の問題として捉え直してみる

　次に，もう1つの背景状況と重ね合わせて考えてみることにしましょう。まず先輩看護師から間違っている点や不足している点について指導されても，それを小川さんが聞き流していたり，返答が返ってこないことがたびたびあるという点を考えてみたいと思います。

　実際の場面における久野さんと小川さんとの会話を見る限り，小川さんの取っている態度は決して不遜なものでも，反抗的なものでもありません。むしろ，ミスを指摘されて，「すみません」とか，「申し訳ありません」などの発言をしていて，これが面従腹背でない限り，本当に恐縮している様子がうかがえます（B2, B4）。それにもかかわらず，いくら注意されても行動が改善されず，その改善策についても自分で考えて実行できていない点が先輩看護師たちの怒りをかっています。ここから考えられる可能性の1つは，やはり小川さんの脳の記憶の仕方や処理能力の問題です。小川さんは，先輩から注意された事柄について，それをその場で十分に理解し，受け止め，自分の記憶として取り込むことがうまくできないのではないでしょうか。

　もしこの仮説が当たっているのだとするならば，小川さんに対する情報の与え

表6　新人看護師への指示・説明を行う際のポイント

対応時のポイント
①　具体的な言葉で
②　短いセンテンスで簡潔に
③　低く明瞭な声で，ゆっくりと「です・ます」調で
④　否定的なことばは使わない
⑤　指示はひとつずつ
⑥　指示する前に注意を促す
⑦　文字や写真，図解などを用いる
⑧　予定や見通しを伝える(見本を示す)
⑨　感情的な叱責はせず，内容を伝える
⑩　本人なりのこだわりや考え方のクセを認める

〔7〕石川悦子(2016)より一部改変〕

方をかなり工夫する必要が出てきます。例えば，感情的になって，つい早口で多くの注意事項を一度に与えていないかなどチェックしてみなければなりません。また，与えられた注意を，聞き流しているように見えるという点から，音声情報処理が苦手で，聞き漏らしや聞き間違いが多い可能性もあります。このような場合には，石川 [7] の示した指示や説明時のポイント(表6)を参照しながら対処することや，音声だけでなく，重要事項についてはメモにして渡すなど，視覚情報をうまく入れこんだ指示の仕方に変えるなどの工夫があるとよいでしょう。

● **視覚情報処理が得意な人と聴覚情報処理が得意な人がいる**

　前述した音声処理情報が苦手な可能性があるという点について少し補足します。外界から得られた情報処理の仕方(認知処理スタイル)に関して，人には2つのタイプがあることが知られています。1つは視覚情報処理が得意な人で，こちらを「同時処理スタイル」と呼びます。もう1つは聴覚情報処理が得意な人で，こちらを「継次処理スタイル」と呼びます。視覚情報処理(同時処理)が得意な人は，図や表，文字などの視覚情報をうまく取り込んだ情報提示をするだけですぐに理解ができるのですが，そのような手がかりを与えられないと記憶するのが難しいのです。そのような場合には，ただ視覚情報を提示するだけでなく，大事なことはメモにして渡すとか，重要事項については書き出して部屋に貼っておくとか，またポイントについては図示したりするなどの視覚的な手がかりを与える

と，記憶しやすくなります。しかし，このタイプの人に，音声情報のみを与えてしまうと，なかなか記憶自体ができなかったり，聞き漏らしなどによって正確に記憶できないということが起きてしまい，ミスが生じやすくなるわけです。

　あくまで推測にしか過ぎませんが，小川さんはこの視覚情報処理（同時処理）が得意なタイプなのではないでしょうか。逆の言い方をすれば，聴覚情報処理が苦手な人だと思います。小川さんの抜けや漏れが多いことの理由の1つは，脳での情報処理と深く関係をしている可能性が高いと思います。ですから，得意な視覚情報処理の仕方に適合した情報提示を工夫できれば，多少なりとも状況を改善できる可能性はあると考えられます。これに関して，より詳しい内容を知りたい方は藤田の『「継次処理」と「同時処理」学び方の2つのタイプ』[8]という書籍を参考にしてみてください。

　一般に看護師による指導場面では，短時間にテンポよく情報を伝達する必要があるため，言語のみを用いた音声情報によるコミュニケーションがなされることが多いように思います。その方法が合っている人にとっては，何の問題もないことなのですが，そのやり方だとうまくいかない人もいるということをぜひ覚えておいてください。そのことを知るだけでも，支援する側の対応に幅が出てきます。指導者側に自分の教え方でミスマッチが起きているかもしれないという気づきがあれば，用いている指導方法を積極的に改変・工夫（視覚的な手がかりを含んだ情報提示等）することで，対象者の理解度が増してミスが減る可能性があるからです。結果的に先輩たちの怒りの感情も少し低減できるのではないでしょうか。

参考文献
7）石川悦子（2019）対応時のポイント　東邦大学主催教員免許更新講習会配布資料（非売品）.
8）藤田和弘（2019）「継次処理」と「同時処理」学び方の2つのタイプ，49-53，図書文化社.

自分の世界に閉じこもり，
外界とのコンタクトを失っている

事例の提示

実際の
場面 とある病棟の午前中。先輩看護師 駒田さんが新人看護師 木内さんと話している。患者は上川さん。

（以下，会話では，先輩看護師：Ⓐ，新人看護師：Ⓑ，場面・状況：Ⓢ）

Ⓐ1 今から上川さんのところに一緒に行きましょう。これからドクターが手術の IC（インフォームドコンセント）をするので，それに同席させてもらって，後で上川さんの反応などについて振り返りをしましょう。

Ⓑ1 はい，わかりました。

Ⓢ1 その後，診察室に移動。木内さんは，<u>診察室の後ろのカーテンに隠れるようにして立っていた。</u>

Ⓐ2 木内さん，その場所で話は聞けるの？　本当に大丈夫？

Ⓑ2 はい，大丈夫です。

Ⓐ3 じゃぁこれからドクターの IC が始まるから，よく聞いていてね。

Ⓑ3 はい。

Ⓢ2 20 分後，手術に関する IC が終了し，その後に木内さんと，ドクターによる IC やそれを受けていた時の上川さんの反応等についての振り返りを行った。

Ⓐ4 さてと，上川さんへの IC が終わったわけだけど，<u>全体を見ていてどうだった？　何が印象的だった？</u>

B4 あの……。聞いていませんでした。

A5 えー!!　それってどういうこと？　さっき診察室のカーテンの後ろで
立って聞いて
いたよね。
何をしていた
の？

B5 えっ, いや, あ
のー, すいま
せんでした。

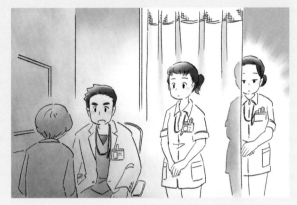

※文中に示した下線部分は, 後述の「この事例で注目したいポイント」における記述部分と対応
しています。

▶ 本事例に関するデータ

- **先輩　駒田さん**：入職後5年目
- **新人　木内さん**：入職後1年目（社会人経験あり）
- **指導対象者の背景**：
  ①30歳, 女性, 某私立看護専門学校卒。
  ②前職は化粧品関係の販売員として働いていた。
  ③看護師になるのは, 本人にとっては以前からの夢であったらしい。
  ④30歳になる前に一念発起し, 某県の私立看護専門学校に通い始め, 国家試
  　験をパスし, 本院に入職した。
  ⑤患者さんのところに自ら積極的に入っていけず, フリーズしていることが多
  　い。
- **患者の背景**：上川さん。70歳代女性。大腸がんで入院中。

▶ 指導者がこの場面で伝えたかったこと

- ドクターが上川さんにどのようなICをするのかをよく聞いて, これから上川
  さんにどのような看護が必要になるかを考えてほしかった。

- IC を聞いていた上川さんは，手術中のことや術後のことなど，いろいろなことが不安だったり，心配だったりすると思うので，その上川さんの気持ちにしっかり寄り添ってほしいと思っていた。

▶ 指導者が検討したいこと

- ドクターによる IC の場面に同席し，どんな話がされていたのか，上川さんはどう受け止めていたか等についてよく聞いてほしかったのだが，実際にはまったく聞けていなかった。どうすればよかったのか。
- 木内さんの様子を見ていて心配になったので，「大丈夫」と聞いたが，「大丈夫です」と返されてそれを信じてしまった。しかし実際には全然大丈夫ではなかったことが後からわかり，自分自身がショックを受けた。どういう聞き方をすればよかったのか？
- もっと積極的に患者さんとの関わりをもってほしい。もっと患者さんに興味をもち，手術を受ける時の不安な気持ち，心配などについても理解し，共感できるようになってほしい。

この事例で注目したいポイント

この事例では，次の 2 つの場面に注目していきましょう。

1 診察室の後ろのカーテンに隠れるようにして立っていた行動をどう理解するか

最初のポイントは，<u>カーテンに隠れるようにして立っていた(S1)</u>という場面です。

なぜこのような行動を取ったのかについては，本人に聞いてみなければ真意はわかりません。しかし，一般的に言えることとしては，自信のない人は，後ろに下がっていたり，隅に隠れたりして，決して前に出ようとはしないということです。おそらく木内さんも，現在の自分の状態に自信がもてず，とにかく目立たぬように行動してしまったのではないでしょうか。

2　駒田さんからの問いかけに「聞いていませんでした」と答えたのはどういう理由からなのか

　先輩看護師の駒田さんにしてみれば，驚天動地の返事だったと思います。本人の消極性を見越して，大丈夫かどうかの確認までしたうえでの結果ですから，大変ショックだったことでしょう。あるいはショックを通り越して呆れてしまったかもしれません。ただ，ここで1つ注意を向けたいポイントがあります。それは，駒田さんが「全体を見ていてどうだった？　何が印象的だった？」(A4)と視覚的な言葉を用いて質問をしていますが，それに対して，木内さんは「聞いていませんでした」(B4)という聴覚的な言葉で返答しているところです。ここから2つの可能性が考えられます。1つは，駒田さんと木内さんのコミュニケーションのチャネルが違っているのではないかということ。もう1つは，木内さんは，ストレスがかかった場面では，蛸壺(自分の世界)に入り込んで周囲の世界が見えなくなってしまう傾向があるのではないかということです。

改善・対応のポイント

> ▶「コミュニケーション・チャネル」という考え方にも注目してみよう

● 消極性や引きこもりがちな行動は，自信のなさ(＝成功体験の少なさ)の表れ

　まずは木内さんの自信のなさがいったいどこから，あるいは何からくるものなのかを探る必要があります。

　背景情報に注目してみると，もともとは化粧品関係の販売員の仕事をしていたとあります。その時の接客や営業の経験がうまくいっていたのであれば，今後何かをきっかけにして，患者さんとの対応についても問題なくできる可能性はあると思われます。その一方で，患者さんのところに自ら積極的に入ってゆけず，フリーズしていることが多いという情報もあります。つまり対人関係行動に関して，手もちの情報の不一致(矛盾)が見られるわけです。もし前職の時ではなく，看護師として入職後にこのようなフリーズが多発しているということならば，そのきっかけが何だったかを明らかにする必要があるでしょう。たとえば，何か手

ひどい失敗を犯して，先輩から厳しく叱責されたとか，患者さんから怒鳴られて怖くなってしまったなどの可能性があるのかもしれません。ただし，これは想像に過ぎないので，憶測はここでやめます。

　ここからは，やや一般論になりますが，自信のなさはどういう場合に生じやすいかというところに焦点を当てて考えてみましょう。通常，自信のなさは成功体験の少なさと深く関係しています。成功体験をたくさん味わうためには，①知識を増やし，正確にすること，②技術を身につけ，それを使いこなせるようにすること，③場数を踏んで，経験の幅を広げることなどが必要になります。自信がつけば，行動は自然と積極的・活動的になり，安定性，一貫性，継続性をもつようになります。自信がない場合には，その逆が起こります。消極的で，引きこもりがちで，精神的にも不安定で，一貫性に欠け，継続性も途切れがちです。木内さんの取っている行動は，まさに後者ですね。

　したがって，1つの仮説ではありますが，木内さんの場合，看護に関する基礎的・基本的な知識や技術が不足しており，それを露呈させないように，なるべく自分の内的世界に閉じこもって平静を保っていると考えることができます。自分自身にとって安全・安心な状態を選んでいるわけです。この場合，外界とのコンタクトを失って，自分の内的世界にのみ目を向けている（安住している）ために，外界で何が起きているかについての気づきが発生しなくなります。駒田さんからの問いかけに対して，何も聞いていなかったと答えていることからも，この仮説は正しいのではないかと考えられます。

　しかし，このことは，木内さんの今後の職能的成長にはマイナスにしか働かないので，是が非でも外界にも目を向けてもらう必要があります。つまり，安全・安心な居心地のよい状態から少し抜けだして，「背伸び（成長課題へのチャレンジ）」をしてもらう必要があるのです。おそらく木内さんは，カーテンの後ろに立つことを許されたことによって，一時的に安心してしまったのではないでしょうか。この位置ならば，安全・安心だと感じてしまい，自分の世界のなかにすっと浸ってしまった。もしそうだとしたら，ここを改善する必要があります。

　たとえば，カーテンの後ろに立つことを許すのではなく，いすに座って面談の記録を取らせるとか，仮にドクターの横で記録を取らせない場合でも，ICが始まる前の段階において，「ICが終わった段階で，○○の点と□□の点について，後であなたの意見を必ず聞くから，聞き逃さないでメモを取りなさい」と指示す

るなどです。要は少しストレスを与えて，本人が今いる心地よい空間から，背伸びをしなければならない成長空間に移動させるということです（Case 7　図9：65頁参照）。このような工夫を行うことで，本人のパフォーマンスを少し高めることができるはずです。

● コミュニケーション上のズレを
コミュニケーション・チャネルの違いによるミスマッチと捉えてみる

　次のポイントは，駒田さんと木内さんのコミュニケーションのズレをどう修正するかという点です。リチャード・バンドラーとジョン・グリンダーという2人の米国人によって創始されたNLP（神経言語プログラミング）は，人によって得意とするコミュニケーションの方法（チャネル）が異なることを指摘し，これを「代表システム」による違いだと説明しています[9-11]。ここでいう代表システムとは，記憶や学習などを行う際に用いる感覚システム全体を指し，いわゆる五感（視覚，聴覚，触・運動感覚，嗅覚，味覚）がそれに相当します。NLPでは視覚（Visual），聴覚（Auditory），触・運動感覚（Kinesthetic）の3つの代表システムを特に重視し，それぞれの頭文字を取って「VAKモデル」ということがあります。この考え方を採用すれば，人によっては視覚的なコミュニケーション・チャネルを用いるのが得意な人もいれば，聴覚的なコミュニケーション・チャネルを用いるのが得意な人もいることがわかります。また触・運動感覚的なコミュニケーション・チャネルを用いるほうが得意な方もいることになります。

　実は，Case 8においても視覚優位と聴覚優位という2種類の情報処理スタイルがあり，それを「同時処理」と「継次処理」という概念を用いて説明をしています。この考え方はカウフマンによって提唱されたものですが，今回言及している内容との直接的関連性はありません。両者の概念には似た部分もありますが，カウフマンの概念のなかには触・運動感覚を用いた情報処理スタイルについての言及はありません。その点に違いがあります。NLPでは，どのコミュニケーション・チャネルを用いるかに価値の優劣はないと考えます。ただし，コミュニケーション・チャネル（代表システム）の違いはさまざまな箇所に表れてくると考えられており，その1つが，用いる言語の違いだといわれています。本人がよく用いる代表システムの特徴を反映した言語をNLPでは「プロセスワード」と呼びます。ではこのプロセスワードの考え方を使って，駒田さんと木内さんの言語的コ

ミュニケーションの特徴を分析してみましょう。

　先輩看護師である駒田さんは「見る」「印象」のような視覚的な要素が強い言語（視覚言語）を用いています。それに対して木内さんは「聞いていません」という聴覚的な要素が強い言語（聴覚言語）を用いています。つまり2人のコミュニケーション・チャネルは視覚言語 vs 聴覚言語のようになっており，うまく噛み合っていないと考えられます。このような状態が修正されず長く続くと，コミュニケーション自体が段々低調になったり，途絶したりしてしまうこともあります。

　もし駒田さんが両者の間で交わされるコミュニケーションの微妙なズレに気づいたのであれば，木内さんのコミュニケーション・チャネルに合わせ，用いる言語を意識して聴覚的なものに変えてみることが必要です。たとえば「先ほどの IC の場面で，どういうことに注意を向けて<u>聞いていたのか</u>を教えてほしい」（**下線部に注目**）という問いかけをすればよいということになります。もちろん，この事例では，木内さん自身が内的世界に入り込んでしまっているので，後から何を聞いても答えられない可能性はあります。NLP の考え方を用いても，この場面で会話がすぐに噛み合うのかというと，それは難しいかもしれません。しかしよく観察すれば，日常的な会話のなかでも，このようなコミュニケーション上の微妙なズレは始終起きているはずなのです。したがって，普段から木内さんが使う言葉（コミュニケーション・チャネル）に注意を払い，彼女の使う言葉（聴覚的な言葉）に合わせて，駒田さんも聴覚的な言語を意識しながらそれを多用する会話ができれば，今までよりも会話が弾み，コミュニケーションが円滑に進む可能性が高くなると思います。

参考文献

　9) ジョセフ・オコ　ノー，ジョン・セイモノ著，橋本敦生訳(1994)NLP のすすめ——優れた生き方へ道を開く新しい心理学，54-63，チーム医療．
10) L. マイケル・ホール著，橋本敦生，浅田仁子訳(2006)NLP ハンドブック——神経言語プログラミングの基本と応用，春秋社．
11) 高橋慶治(1997)NLP　超心理コミュニケーション——神経言語プログラム，17-18，第 2 海援隊．

わかっているけど，できない

事例の提示

　とある病棟での会話。先輩看護師（プリセプター）保谷さんが新人看護師（プリセプティー）佐野さんと話している。患者は中田さん。

（以下，会話では，先輩看護師：**Ⓐ**，新人看護師：**Ⓑ**）

A1　点滴中の患者さんをどうやって確認しているか教えてください。

B1　まず患者さんの名前と点滴に必要な物品を確認します。そして患者さんのところに行ったら，<u>電子カルテとリストバンドで本人確認をします。点滴をつないだら，もう一度ご本人の名前を確認して，滴下速度とルートの接続が間違っていないかを，ルートを上から下まで追って確認します</u>。最後に点滴の刺入部の確認をします。

A2　そうですね。ちゃんとわかっていますね。けど，なんで間違うんでしょうかね。実施する時に集中してできないとかあるんでしょうか。それとも，うまくやらなくちゃとか，早くやらなくちゃって思ってしまって，焦っちゃうのかな？

B2　集中するようにはしているんですけど。<u>作業の途中で他の患者さんに声をかけられたりするとすごく気になってしまうんです</u>。焦るっていうのは，最近はだいぶ少なくなってきました。かなり落ち着いてやれるようになってきたと自分では思っています。

A3　点滴をする時は，かなり神経を使うので，頭と気持ちを切り替えて，他の人から声をかけられても，緊急時以外は「今，点滴中なんで，ちょっと待ってもらっていいですか？」と言って，制止する。とりあえずは，目の前の点滴に集中することが何よりも大事だね。

B3　そうなんですよね。<u>わかってはいるんですけど……</u>。皆，次から次へ

というろんなことを言ってくるんですよ。そうすると，ついそちらのほうが気になってしまって……。

A4 検査やリハビリがあってナースコールなんかも鳴るからね。大変だとは思うんだけど，「今，私は点滴をしています！」っていう，周囲に対するアピールも必要だよね。それはできている？

B4 わかりました。私がすべていけないってことですね。周囲の音が気になって注意がおろそかになる私が悪いんですから。もう，いいです。以後気をつけますから，それでいいですか。

A5 いやいや，そういうことじゃなくて，私が言いたいことは，点滴を確実に行える方法を一緒に考えていこうねということなんだけど。

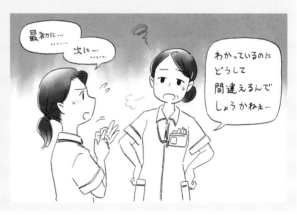

※文中に示した下線部分は，後述の「この事例で注目したいポイント」における記述部分と対応しています。

▶ 本事例に関するデータ

- **先輩　プリセプター　保谷さん**：入職後 17 年目
- **新人　プリセプティー　佐野さん**：入職後 7 か月目（社会人経験あり）
- **指導対象者の背景**：
  ① 30 歳代後半，女性，某私立大学附属看護専門学校卒。
  ② 社会人としての経験を 10 年以上経て，その後，看護専門学校に入学し，卒後は当院にそのまま入職した。以前の仕事が接客業であったためか，患者への対応については手慣れた印象を受ける。
  ③ 通常業務を行っていたが，インシデントを繰り返すことが起きていた。そのため，先輩による確認が必要であることに加え，受け持ち患者の選定時に配

慮が必要とされていた。

④指導中に本人が焦ってしまい，失敗をしやすい。注射や点滴に関して，かなり本人のなかで苦手意識が強くあり，これらに関してはインシデントを繰り返し起こしていた。

⑤プリセプターとはかなり年齢が近い。それゆえ，ある種のやりにくさを感じている。

● **患者の背景**：中田さん。80歳代男性。肺がんの手術で入院中。

▶ 指導者がこの場面で伝えたかったこと

点滴のミスは重大事故につながりやすい。過去に何度も同じ失敗を繰り返しているので，自分の行動をよく振り返って，どこをどのように改善したら，確実に行えるようになるのかを一緒に考えたかった。

▶ 指導者が検討したいこと

一緒に振り返りをするなかで，今後同じようなミスを何度も繰り返さないための具体的方法を導き出したかった。しかし，最後のほうで本人が否定的に受け取ってしまい，効果的な振り返りにつながらず非常に残念だった。苦手なことや失敗したこと，特にインシデントなどについて振り返ることは，本人にとって嫌なことだとは思うが，そこを謙虚に反省し，うまくいっていないという現状をどうしたらしっかり受け止め，今後に生かしてゆけるようになるかを検討したい。

この事例で注目したいポイント

今回は，2つのポイントに注目してみましょう。

1 わかっているけどできない状態からどう脱却させるか

この事例で佐野さんは，理路整然と点滴の手順について述べています(B1)。そして，それ自体に誤りがないことが保谷さんによっても確認されています(頭ではよくわかっている)。しかし，実際の場面では，手順を間違えてたりなどして，ミスを重ねることが起きています(現場ではできていない)。したがって，わかっているけれどできないという状態からどう脱却するか。それがここでのポイ

ントになります。

2　作業の途中に声をかけられると混乱するという発言をどう解釈するか

　佐野さんが手順を間違えてしまう要因の1つに，外部からの音声刺激に反応して注意が散漫になってしまうことが述べられています(B2，B3)。佐野さんによる同様の訴えは2か所に及んでおり，うまく状態をコントロールできていないつらさを保谷さんに繰り返し訴えています。このような時にどう働きかけてゆけばよいかが，2番目のポイントになります。

改善・対応のポイント

▶「わかる」ことを「できる」に移す練習の必要性に注目しよう

●「わかって，できる」状態に移行するためには練習が必要

　まず「わかっているけど，できない」という状態からどう脱却するかを考えてみましょう。「わかる」と「できる」の関係を示した図11の②を見てください。佐野さんの現在のポジションは②で，目指すのは④になります。②から④に移動する

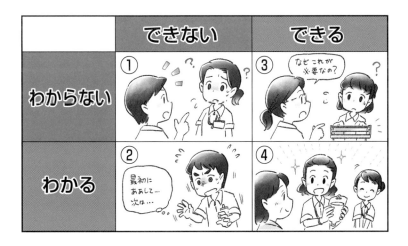

図11　わかるとできるの関係

ためのポイントは練習の方法と量(回数)にあります。最初に方法から述べます。例として点滴をする場面を考えてみましょう。点滴をする時には，まず患者さんに必要な物品を準備し，次に患者さんの名前を確認し……というように，いくつもの関連する行動が積み重なって，一連の動作として実行されます。ですから，最初にまずやるべきことは，全体の行動を最小行動単位ごとに分節化して捉え直すことです。そのためには，本番実施前の段階で佐野さんに実際の機材を用いて，一連の動作をやってもらい，それをビデオ撮りします。この作業は，患者さんがいない落ち着いた部屋(会議室)などで行えばよいでしょう。そしてその行動が，全体として何個のユニット(行動の連鎖)によって成立しているかを分析し，個々の行動にナンバリングします。この場合の分節化は，ある程度大雑把でよいと思います。これができると手順を間違えたという場合でも，何番目と何番目の動作の時にどのように間違えているのかが特定されて，後から修正をしやすくなるからです。

　次に，間違いが起こりやすい箇所が特定できたら，なぜうまくできないかを検討します。それが目線の配り方なのか，指の使い方なのか，器具の置き方なのかなど，修正ポイントをすべて洗い出します。次に改善すべき箇所を修正できる(失敗した行動だけを確実にできるようにする)まで集中的に練習をします。ここからは「わかる」を「できる」にしてゆくために，かなりの練習量(回数)をこなす必要があります。最初は一連の動作を小さな分節(ユニット)ごとに練習をし，それらを徐々につなげてゆきます。そして必要な動作が遅滞なく，正確にできることを確かめたら，今度はもう一度通しで全部の動作をやってみて，スムーズにできるかどうかを確かめます。ここについても必要に応じて何度も練習を繰り返します。いわゆる分習法から，全習法に切り替えるわけです。

　どれぐらい練習をこなせばよいかは，個人差があるため何ともいえません。まずはマニュアルや個人メモなどを一切見たりせずに正確に，そしてスムーズにできるようになることを目指しましょう。最初は少々時間がかかってもよしとし，むしろ正しい順序で正確に動作が実行できることを目指したほうがよいと思います。一連の動作が不自由なく自然にできるようになったら，今度は本番を想定し，時間を測りながらチャレンジしてみて，パフォーマンスが低下しないかをチェックします。ここについても，必要に応じて何度も練習を行い，決められた時間内に正確に終えられるまで繰り返します。

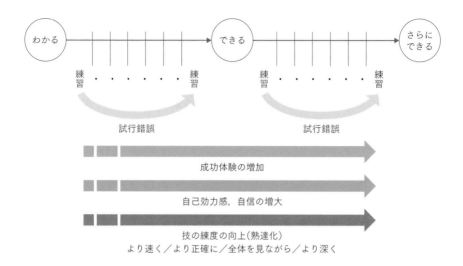

図12　「わかる」から「できる」へのプロセスとそれに伴って起きる変化

　ここまでくれば図12に示すように，成功体験の積み重ねによって，本人のなかで自己効力感も出てきて，少し落ち着いて臨床現場に対処できるようになるはずです。さらに練習を積み重ねてゆけば，熟達化のプロセスが進み，短時間に，より速く，正確に，全体を見ながら，より深いレベルでの行為遂行が可能になってきます。

● 外部からの刺激をコントロールする方法を考える

　次に目の前の作業(注射や点滴など)に集中しなければならない時に，外部から聞こえてくる呼びかけなどが気になって手順を間違え，ミスをしてしまうという部分への対応を考えたいと思います。ここについてはいろいろな状況が考えられるのですが，佐野さんの場合，会話に出てきたような状況下に置かれると，おそらくワーキングメモリー(作業記憶)がうまく作動しなくなり，情報処理に混乱が生じてしまうのだと考えられます。したがって，ここでまず行うべきことは刺激の統制です。つまり外部からの刺激をできるだけ少なくして，記憶容量の負荷を下げることが有効だと思われます。そのことにより，目の前の作業(仕事)に集中できる状態をつくり出すのです。

　具体的には，慣れるまでの間，一時的に耳栓をする，イヤーパッドをつけるというような物理的な方法を用いることが有効かもしれません。あるいは周囲から声をかけられたら，「今は点滴をやっているので，後でお願いします！」という言葉を大きな声で発して，邪魔されない状況をつくり出すことがよいかもしれません。もしくは「ただいま作業中につき，声かけは後でお願いします」という札を立てておくということがよい場合もあるでしょう。正直なところ，佐野さんが実際の場面でうまくやれれば，どんな方法でもよいわけです。ですから，最適の方法を見つけ出すまでには少し時間がかかる可能性があります。

　ここで強調したいことは，先輩との言葉のやりとりだけで解決策を見つけ出すのではなく，疑似的な本番状況のもとで，実際の行動レベルでの試行錯誤を繰り返し，自分に合ったベストな方法を見出してゆくということです。

● 前職で経験した類似の状況への対処方法を思い出し，それを生かしてもらう

　最後にもう 1 つの方法について考えてみます。それは，佐野さんが前職で接客業に就いていたので，その時の経験を活用できないかを検討するということです。状況は違えど，接客業の場合でも，目の前の仕事に集中したいときに，複数のお客さんから同時に声をかけられて，いろんなことをお願いされるというようなことはあったのではないでしょうか。その時にどのようにして，目の前の仕事に集中していったのか，どうやってその場面を乗り越えてきたのかという工夫を具体的に思い出してもらうのです。その時の工夫や原則などがうまく想起できれば，それを今回のような状況に応用できる可能性が出てきます。もちろん，前職とは仕事の中身がかなり違うので，多少なりと修正をかける必要が出てくるかもしれません。そのあたりは先輩とディスカッションしながら，決めてゆけばよいと思います。

　なぜこのような方法を検討する価値があるのでしょう。それは，佐野さんの場合，前職での経験がうまく生かされていないような印象を受けたからです。もちろん，接客業と看護師では仕事の内容に大きな違いがあることは事実です。この違いが，前職での経験をうまく活用できない壁となって立ちはだかっている可能性があります。その一方で，対人関係が仕事の中心を占めているという点では両者に共通項があります。前職での経験で生かせるものが少しでもあるならば，な

るべくそれを活用したほうがいいでしょう。そのほうが，本人にとってもハッピーなのではないでしょうか。

　現在，さまざまな職種の人たちが，看護の世界に転職し再出発をしています。今後もそのような人たちはますます増えてゆくことでしょう。困難を乗り越えて看護師にエントリーしてきた人たちが，前職で培った豊かな職業経験をうまく生かせるように支援できれば，本人も同じ職場で働く他のスタッフたちもハッピーになる道が拓かれることになります。そのためには，彼らの成長・発達を支援する側が，彼らのできないところ(欠点)にばかり目を向けるのではなく，彼らが得意としてきたことや彼らが前職で身につけ，発揮してきた強味(長所)を数多く見出して，それをできるだけうまく看護の仕事に生かすように勇気づけてゆくことだと思います。前職で学び身につけた経験を現在の仕事にうまく応用できるようにスムーズな移行支援を行うことも，先輩やプリセプターの仕事として非常に重要なことの1つといえるでしょう。

　なお，成人に対する効果的な支援の仕方については，Column ❷「子どもの教育モデルと大人の教育モデルの違い」(下記)，Column ❸「成人学習の5原則」(100頁)が参考になります。そちらにもぜひ目を通してみてください。

Column ❷　子どもの教育モデルと大人の教育モデルの違い

　子どもに対する教育・指導と大人に対するそれとでは，用いるモデルが異なります。子どもを対象にした教育学のモデルをペダゴジー・モデルと呼び，大人を対象にしたものをアンドラゴジー・モデルと呼びます。また本書では詳しく取り上げませんが，高齢者を対象としたものをジェロゴジー・モデルと呼びます。

　ここでは，アンドラゴジー・モデルに焦点化して，その特徴を詳しく見てゆきましょう。

　表7[12)]は，子ども・成人・高齢者の学習援助原理を比較したものです。この表の左側に記された①学習者の自己概念，②学習者の経験，③学習へのレディネス，④学習の見通し，⑤学習への方向づけという5点について考えてみましょう。

　まず①ですが，アンドラゴジー・モデルにおいては，学習者は成熟し，主体性をもった存在として捉えられています。そして，学習者の成熟の度合いに応じて，自己主導性(self-directedness)が増大するといわれています。学習者は自分が学習したいことを自分で決めて実行し，成功しても失敗しても，その結果を自己責任とし

て引き受ける自立した存在として見なされています。別の言い方をすれば，このような責任を引き受けることができる人が成人なのです。このモデルでは，優れた指導者はもちろんいてくれたほうがよいわけですが，必須とはいえません。なぜなら，学習の主人公はあくまで学習者自身なので，指導者がいなくても学習が成立する自己学習が基本にあるからです。ですから，指導者は学習者と対等な関係にあり，学習計画の立案や実行・評価の時の協同パートナーという位置づけだと考えてください。

表7　子ども・成人・高齢者の学習援助原理の比較

	ペダゴジー	アンドラゴジー	ジェロゴジー
学習者の 自己概念	学習者は依存的で，教師が学習場面の中心	成熟するにつれて自己主導性(self-directed-ness)が増大	高齢の学習者は年をとるにつれて依存的な自己概念をもつようになる
学習者の経験	あまり重きをおかない。それは出発点になるかもしれないが，教師の経験の方が重要	学習者の経験は貴重な学習資源となる	年をとるにつれて，もっている多くの経験をうまく使いにくくなる(認知症などの影響を考慮する必要がある)
学習への レディネス	生物的発達をふまえた発達課題。社会的プレッシャー	社会的役割による発達課題から学習へのレディネスが生ずる場合が多い	年をとるにつれて社会的役割が減少するため，それから離れた学習課題が必要になる。生理的要因が重要になる
学習の見通し	延期された応用	応用の即時性	応用の即時性は二次的になり，学習経験そのもののなかに価値を見い出そうとする
学習への 方向づけ	教材・教科中心	問題解決中心	興味を引く教科中心になる傾向にある

〔12〕堀薫夫(1993)より一部改変〕

　次に②の学習者の経験です。成人の学習者と子どもの学習者の大きな違いの1つは，その経験の豊富さにあり，それが次に新しいことを学び，吸収してゆくうえでの基盤となります。したがって，この経験の豊かさをどう活用してゆけるのかが，援助の際の最重要ポイントになります。つまり，成人の指導者は，学習者のこれまでの経験の中身をよく把握したうえで，それに応じた学習内容や方法を教授してゆく必要があるのです。そのためには，学習者がどのような学歴や職歴，学習ニーズをもっているのかを把握していなければなりません。そうでないと適切な指導ができないからです。
　③の学習のレディネスですが，「レディネス」とは心理学用語で，通常「準備性」と訳されます。ある学習を行うにあたり，十分な準備状態であるか否かを表す概念で

す。たとえば，ある学習を行う前提となる基礎的・基本的な知識や技術が十分に身についているか，心構えや態度がしっかりと形成されているか，などを指します。レディネスが十分でなければ，学習が中途半端になり，遅滞したり，継続できず途中で放棄したりすることも起きてきます。その意味からも，新しい学習を始める前の段階で，十分な準備状態にあるかどうかを重視するわけです。

成人学習者の場合は，社会的役割から学習へのレディネスが発生する場合が多いとされています。たとえば，皆さんのなかにも，所属先の機関（病院や施設）から，「今度あなたに臨地実習指導者をやってもらいたいと思っているので，関連する研修会に出て研鑽を積んで，力をつけて学生指導に励んでください」とか「今度あなたにぜひ新人教育担当者をやってもらいたいので，これまでの経験を生かして新人の力を伸ばしてあげてね」などと言われた経験はないでしょうか。そのように師長や主任から動機づけされてやる気がアップし，「よしやってやろう!!」という気持ちになって勉強（研修）に身が入ったという経験をもつ人もいるでしょう。このような学習の準備の形成も，社会的役割から発生する学習へのレディネスのよい例になります。

④の学習の見通しと⑤の学習への方向づけについては，セットで説明します。アンドラゴジー・モデルでは，学んだことは即応用し，目の前で発生しているさまざまな問題を解決するのに役立てることが基本方略になります。「学んだことは，いつか，きっと，どこかで役立つはずだ」では，成人は学ぶ気になりません。学んだことが，現実世界にどう適応でき，どのように問題解決ができるのかという実利に関心があるわけです。ですから，成人学習の指導者は，何のために，学んでいるのか，学んだことはどのように日常生活や仕事に生かせるのか，学ぶことによって，どのような変化や効果を生み出せるのかなどについて学習者に詳しく説明し，理解を得なければなりません。現実世界の改変に強い関心をもつ学習者のニーズを把握し，それを満たすことが，成人学習の指導者には求められているのです。

参考文献

12) 堀薫夫(1993)7－成人の特性を活かした教育学(アンドラゴジー)の構想，麻生誠：生涯発達と生涯学習，8，放送大学教育振興会.

自分のやり方に固執して，
柔軟な対応ができなくなっている

事例の提示

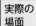 とある病棟での朝の打ち合わせ場面。臨地実習指導者 毛利さんが看護学生 甲斐さんと話している。患者は竹田さん。

（以下，会話では，実習指導者：Ⓐ，看護学生：Ⓑ）

B1 今日はこれから足浴を実施したいと思います。

A1 えっ？ もともと今日の看護計画には足浴は入っていなかったですよね。どうして，急に足浴を実施したいと考えたんでしょうか。

B2 先ほど竹田さんが足浴をしてほしいっておっしゃったからです。

A2 あなたは，患者さんがしてほしいとおっしゃったら，何でもするんですか？ 仮に足浴をするとしても，その目的は何でしょうか？

B3 竹田さんはもう4日間もお風呂に入っていません。汗も一杯かいていて，気持ち悪いとおっしゃっていました。先ほど，竹田さんとお話したときに，私，約束をしたんです。

A3 私が聞いているのは，足浴の目的です。何のために足浴をするのでしょうか。患者さんがやってほしいというのは，目的ではないでしょ。看護をする時には，必ず目的や理由が必要です。
「○○の目的のために実施します。○○の理由があるから，足浴が必要だと思います」と，自分から他の人にも説明できないとダメだと思います。あなたがなぜ足浴が必要だと考えたのかという理由を明確に教えてください。

B4 （下を向いてしまい，沈黙）

A4 それに竹田さんには腰痛もありますし，骨折によって右膝がうまく曲がらない状態です。足浴をする場合でも，かなり注意をしながら実施

する必要があります。そのことはよく考えましたか？

それから方法や使用物品についてはどうするつもりだったのでしょうか？

B5 方法は学校で習ったので，心配はありません。できます。使用物品については，あまり考えていませんでしたが，バケツや，たらいのようなものを使えば何とかなると思っていました。病棟にあるものを貸していただければ，大丈夫です。

A5 学校で習ったことは，非常に基本的なことですよね。竹田さんのような方の足浴をこれまでにやったことがあるんでしょうか？

B6 ありません。でもできると思います。

A6 どういう根拠があって，そう言っているのですか？　患者さんの個別性というものをよく考えて事前に計画を立てて実施しないと事故につながります。この足浴についてはもう一度よく考えてみてください。今日は許可できません。竹田さんには私からお話をしてきます。

B7 （不満そうな表情で，下を向いている）

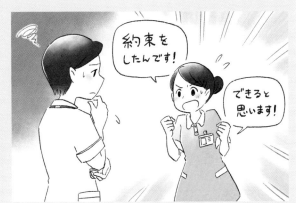

※文中に示した下線部分は，後述の「この事例で注目したいポイント」における記述部分と対応しています。

📖 本事例に関するデータ

● **指導者　毛利さん**：入職後8年目
● **学生　甲斐さん**：某公立看護専門学校3年課程の2年生
● **指導対象者の背景**：
　① 20歳代。やる気はあるが，疾患のことも含めて物事をあまり深く考えないで行動する傾向が見られる。

②実習期間中も日々の目標と実際の行動が一致しないことが多く見られ，思いつきで行動しているように見えてしまう。

③疾患等についても，事前学習は十分には行えていない様子である。

- **患者の背景**：80 歳代女性。ひとり暮らし。基礎疾患に DM，腰痛あり。骨折により右膝が十分に曲がらず，歩行に困難をきたしている。

▶ 指導者がこの場面で伝えたかったこと

- 患者さんの疾患や状態，背景などをよく理解し，今，この患者さんにとって必要な看護を考えてほしい。
- そのために，事前に学習をして，計画をよく練って，最善の方法で看護が提供できるように準備をしてほしい。

▶ 指導者が検討したいこと

- 患者さんと約束したからという理由でいきなり足浴を実施しようとしたが，考えも浅く，また方法や必要物品などの準備もまったくできていない状態だったので，実施の許可は出さなかった。学生のやる気は認めるが，それ以外の部分（特に知識や準備という側面）で多くの不足が認められる学生に，どのように学ばせるのかを検討したい。
- 学生がなぜ足浴にこだわって，実施しようとしたのか，よくわからず戸惑ってしまった。どうして柔軟性のない対応しかできないのかについても検討したい。

この事例で注目したいポイント

ここでは学生による 2 つの発言に注目したいと思います。

1 「私，約束をしたんです」という発言の背景について考えてみたか

　甲斐さんとしては，竹田さんからの直接の訴えもあり，それをかなえてあげることが，看護するうえで最も重要だと考えたのでしょう。しかも，それを<u>約束したという事実があります</u>(B3)。しかし残念なことに，足浴を行うというプランは，事前によく考えて練られたものではなく，竹田さんから突発的に言われたことを受けて偶然に決めたケアでした。したがって，看護の視点から考えて，今の

竹田さんにとって本当に足浴を実施することがよいことなのか，必要なことなのかという点や，仮に足浴を実施するうえでも，何に留意して行うかなどについての検討が十分になされていませんでした。ただ，患者さんと約束をしたという事実のみが，以後の甲斐さんの行動を拘束し，別の選択肢を選べなくさせています。

　学生や新人は，このように一度自分がやろうと決めたことや，あらかじめ教員・指導者から指示されたことを，全体状況を無視して，無理にでもやり抜こうとするという，柔軟性のない行動をとりがちです。なぜそのような行動をとるのでしょうか。また，このような場面に出くわした時に，指導者としてどう対処すればよいのでしょうか。ここが最初の検討ポイントになります。

❷ 「方法は学校で習ったので心配はありません。（途中略）大丈夫です」という発言をどう解釈するか

　甲斐さんが看護学校で足浴を学んだことは事実でしょう。しかし，それはあくまでもベーシックな形での学習であって，竹田さんのように骨折によって右膝がうまく曲がらなくなっている人を対象に訓練したものではないことを指導者は指摘しています。しかし，それに対して甲斐さんは，「できます」の一点張りで，<u>道具さえ貸してもらえれば，大丈夫だとすら言っています</u>(B5)。このような学生の態度・行動は，毛利さんからするとある種の過信や傲慢さにも見えます。一方，甲斐さんとしては，ここで折れてしまっては，患者さんとの約束が守れなくなるという律義さや，何としてでも決めたことをやり通したいという強い思いもあったのかもしれません。

　指導者から見れば，このように根拠のない自信をもちがちであるというところも，学生のもつ特徴の1つです。では，なぜそのようなことが起きてしまうのか，そしてどのように対処することがよいのかについて検討してみましょう。ここが2つめの検討ポイントです。

改善・対応のポイント

▶ **トライして振り返る，という方法をとらせてみよう**

● 学生は活用できるリソース（教育的資源）が少ないなかで 実習を行っていることを理解する

　学生や新人は，患者さんの状態や全体状況などはよく考えずに，マニュアル通りに実施しようという傾向が見られます。このような柔軟性のない行動を見た臨地実習指導者や先輩たちは，患者さんの個別性を考えず，臨機応変な対応になっていないとして，立腹したり非難したりすることがあるでしょう。なぜ学生や新人に前述した傾向が生まれるのか，これをリソース（身につけた能力などの教育資源）の多さ・少なさという点から考えてみましょう。

　臨床のような複雑かつ多岐にわたる問題が同時並行的に進行していく変動性の激しい現場においては，身につけた知識が豊富でかつ正確であり，技術も数多く身につけており，それらを正確に駆使できるほうがうまく対応できるはずです。つまり，経験者が圧倒的に有利な状況にあるということです。このことを看護学生に引き戻して考えてみると，看護に関して身につけた知識も少なく，正確さにも欠けることがままあります。しかもそれらの知識がまだうまく統合されていないことのほうが多いわけです。学んだ技術も基本的なものばかりで，現場に応用できるほどのレベルには到達していないし，練習量という意味でも不足気味です。経験も豊富とはいえず，新規の場面に出くわすとフリーズしてしまうことが多い。つまり，学生は，身につけているものがほとんどないような状況下で，臨床実習を乗り切らなければならないという，かなり苦しい状態にあることがわかります。

　持ち札が潤沢にあれば，もっと柔軟で多様な対応が可能になるはずなのです。しかしそれがないために，どうしても硬直化した対応になってしまう。もっているリソースが少なければ，それを使うしか道が残されていないわけです。それゆえ，必然的に自分で決めたことや，人から指示されたことを機械的に当てはめて行動しようとしてしまいます。そうすることが，ほぼ唯一自分にできることだからですし，それをすることで自分の気持ちや状態を安定化させることにつながるからです。しかし，同時にこれが柔軟性を発揮したり，個別性に配慮した関わり

を生み出してゆくうえでの足かせになっているわけです。

　では，そのような対象者に対して，指導者はどう指導すればよいのでしょうか。出発点は「ない袖は振れない」ということです。つまり少ないリソースを活用するしか道がないということです。ここから次の2つの教授方法が導き出されます。

● 経験学習の4つのプロセスを踏みながら学習を進めてゆく

　1つは，実際に身につけた範囲のものをフルに使って，とりあえずやってみるという方法です。患者さんに危険が生じるようなことであれば論外ですが，もしそうでないのであれば，学生がやってみたいと希望しているもの，やれそうなもののなかから積極的にトライさせるという方法があります。図13に，松尾[13]の経験学習のサイクルを示したので，この枠組みを使いながら考えてみましょう。

　この図は，①具体的経験をしたのち，②内省を行い，そこから③教訓を引き出し，④新しい状況に適用するという経験学習の4つのプロセスを示しています。たとえば，今回の事例の場合，事前計画の不十分さという点にはとりあえず目をつぶり，まずは学生の希望通りに足浴を実施してみる（①具体的経験をする）とい

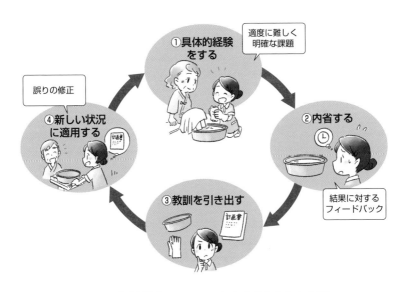

図13　経験学習のサイクルとよく考えられた実践
〔(13)松尾睦(2011)より一部改変〕

うやり方がそれに相当します。つまり体験することを優先させるというやり方です。もちろんこの場合でも，患者さんの安全確保には十分注意しつつ行うという大前提はゆるがせにはできません。結果としてうまくいくかもしれませんし，うまくいかないかもしれません。ここでの大切なポイントは，トライをした後の振り返りをしっかり行うという部分につなげることです（②内省をする）。なぜうまくいったのか，どういう工夫をしたのか，他によりよいケアの方法はなかったのか，あるいは，なぜうまくいかなかったのか，どういう工夫をする必要があったのか，この失敗から何を学ぶのか，次に同じような場面に出くわした時にこの経験をどう生かすのか，などについて多面的な角度から検討を加えていくということです。

　うまくいったにせよ，うまくいかなかったにせよ，体験しただけで終わらせず，当初のねらいに即して振り返りをしっかり行うことで，学生は看護とは何かを考えることができます（③教訓を引き出す）。このやり方のよいところは，学生の希望に沿ってケアがなされることで，高い動機づけのもとで学習が展開できることです。それが，事後の振り返りを容易にしますし，次へのチャレンジの土台を形成します（④新しい状況に適用する）。この方法を実施するうえで，指導者としてあらかじめ考えておくべきことは，学生が体験をしてうまくいかなかった時に，患者さんへのダメージをどのようにして最小化すればよいかという点および失敗体験に対して学生をどう向き合わせ，フォローし，そこから何を学ばせるのかの 2 点だと思います。

● 十分な説明と了解の後，指導者がやり方を示しつつ，学生にも体験させる

　2 つめは，臨地実習指導者から，新しいプランを提示し，自らがデモンストレーションをしてみせ，その後に学生に参加させるというものです。この方法を採用する前提として，学生に対して新しいプランを出すように促しても，それがうまく出てこない場合や，仮にプランは出てきたとしても，それが学生にとって苦手あるいはあまり積極的に取り組みたくないものである場合です。

　指導者が提示する新しいプランについては，その採用理由や根拠についても事前に十分に説明する必要がありますし，必要に応じて学生とディスカッションしてもよいでしょう。たとえば，足浴の代わりに清拭を提案し，実際に指導者がやってみせるわけです。これは患者さんのニーズにも合致するケアだと思いま

す。この場合，実際に学生を前にして，右膝の骨折した箇所などのやや難しい部分への清拭については指導者がまずやってみせ，注意点についてもしっかり教示します。その後痛みのある箇所などに十分な配慮をしながら，学生にも実施してもらうのです。うまくいかないようであれば，すぐに臨地実習指導者が交代し，その続きを行います。学生がうまくできるようであれば，最後まで実施してもらいます。このように関わり方を工夫することで，痛みなどへの配慮を行いながら，患者さんのニーズにもこたえるとともに，学生の思考や技能の拡大にも寄与するということが実現できます。

　この方法で注意するべき点は，なぜ新しいプランを実施する必要があるのかを最初の段階で学生に対してしっかり説明し，納得してもらうことです。加えて注意点を明確にしながら，丁寧なデモンストレーションを行うことだと思います。また，学生に任せてうまくいかなかった時に，どうフォローするかについてもあらかじめ考えて対応する必要があります。

◉ メタ認知能力や自己評価能力の不正確さを考慮する

　最後に，学生が「できます」と言いはり，融通がきかなくなってしまっている時の対応について考えてみましょう。先にこのような柔軟性のなさの背景に，もっているリソースの少なさの可能性を指摘しました。それに加えて，もう１つ考えなければならないことがあります。それは彼らの自己評価能力の不正確さ，あるいは不確かさという点です。

　そもそも，学生も新人もメタ認知能力(Case 2　図2，15頁)が低いため，自分自身を対象化してとらえることがまだまだ難しい段階にいます。自分は何ができて何ができないのか，などについて正確に自己評価することはかなり困難なことです。ですから，つい自分はできるのだと思ってしまう，あるいはそう思いたいという強い願望が，自分の未熟さを見えなくしてしまうのです。学生や新人が「できます」と言う時には，本当にそう思って(思い込んで)言っている場合が多いので，彼らのその考えをその場ですぐに訂正・修正させることは非常に困難です。

　彼らと「できる・できない」を論争していても埒<ruby>埒<rt>らち</rt></ruby>があかないので，実際にトライさせてみて，その結果から判断するしかありません。この場合でも患者さんに関する安全確保には十分注意を払いながら行うという原則の順守は当然です。この

ポイントは押さえつつ，実際にトライしてもらって，そのプロセスと成果をしっかり見届ける。もちろん，ここでも「うまくいく・いかない」の両方の可能性が出てきます。ただ，実際にやってみてうまくいかなかった時に，指導者がこれみよがしに「やっぱりできなかったじゃないか」「ほら見なさい」と，鬼の首でも取ったように，勝ち誇るような態度を見せることはやめましょう。それは彼らのプライドをいたく傷つけることになるからです。できなかった時には「せっかく勇気を奮って取り組んだのに，残念だったね。でもこのまま終わらせてしまってはいけないので，なぜうまくいかなかったか，これからどうしたらよいかについて一緒に考えてみよう」という中立的な姿勢のもとで次につながる提案をして，以後の振り返りと教訓の引き出しにつなげることです。

　もしうまくいったとしたら，それはそれで学生の自信につながることなので，決して悪いことではありません。ただ，その時にこそ，なぜうまくいったのか，どういうところがよかったのか，他に取りうる方法（オプション）はなかったのかなどについて，しっかり検討することだと思います。いずれにしろ，ケア後の振り返りをしっかり行い，この経験から何を教訓として引き出すかをしっかりと言語化し，意味づけを行い，次につなげるということが何より大切になります。経験学習の４つのサイクル（図 13）をしっかり回してゆくことは，学生たちの成長に大きく貢献します。

　なお，成人である看護学生に対して，指導者としてどのような態度で接することがよいのかについては，Column ❸（成人学習の 5 原則）（下記）を参照してください。

参考文献

13）松尾睦(2011)職場が生きる人が育つ「経験学習」入門，190，ダイヤモンド社.

Column ❸	**成人学習の 5 原則**

　成人学習には 5 つの原則があります。本間 [14] の作成した 5 原則（表 8）は，それぞれの原則の頭文字を並べて「か・き・く・け・こ」となっています。なので，語呂合わせで覚えてみるのもよいでしょう。

　最初の**活用の原則**は，成人学習者は，学んだことを即応用して，問題解決を図

り，実生活に役立てるというところに大きな価値を見出します。したがって，これから学ぶことが，日常生活や仕事の場面にどう役立つのか，どう生かせばよいのかが明示されないと，学習への意欲が湧かなかったり，かえって低下したりしてしまいます。指導者は学ぶ目的や学んだことによる効果，効用について学習者に何度も繰り返して伝え，十分に納得してもらう必要があります。そのためには，学習者がいったいどのような仕事をしていて，何に興味・関心をもち，学んだことをどのように使おうとしているのかを指導者がよく把握していなければなりません。学習者のニーズをよく聞きとって，これから教えようとする内容とのマッチングを図らなければならないのです。

表 8　成人学習の 5 原則（か・き・く・け・こ）

活用の原則	成人学習者は「いつかそのうち役立つから」という説明に納得しない。日々の実践のなかで，さっそく使える，役に立つスキルや理論武装を求めている。学習者の現実の職場や生活空間の状況を的確に把握し，学習内容との接点を設けることが有効だ。
協力の原則	権威主義的に学習を強要しても，成人は服従しない。学習者の尊厳とプライドに敬意を払うとともに，指導者と学習者の協力のもとに学習活動を進めていくことが大切である。具体的には，学習目標の設定や学習計画の策定にあたって，成人学習者の自主性を重んじることが重要だ。
工夫の原則	問題解決のための正解は 1 つにかぎらない。ブレーン・ストーミングなどを使って，学習者の創意工夫，自由な発想を引き出すことで，新たな発見や革新が促される。ひとりで抱えていては解決しなかった問題が，共有し衆知を集めることで解決に導かれることも多い。
経験の原則	1 人ひとりの成人学習者がもっている豊かな経験を交流し合うことが，指導者と他の学習者にとってきわめて有益である。そのために，色々な人の立場に立って複眼的に考察する機会を増やすとともに，自分自身の経験を絶対的なものと思うことなく，相対化して見直す習慣を育てる必要がある。
肯定の原則	頭ごなしの否定や批判は，学習者の自尊心を傷つけ，学習意欲の低下を招く。自分の意見とは異なる見解や提案に対して，いったんは肯定的に受け止める度量が，成人学習の指導者には不可欠の条件である。

〔14〕本間正人（2002）より一部改変〕

2 番目の**協力の原則**は，成人学習における指導者と学習者の関係が，平等なものであるという前提のうえに成り立ちます。子どもの学習においては，指導者が圧倒的に力をもち，学習者はその指導に従うという上下関係のもとで学びが進んでゆくという性質があります。しかし，成人学習の場合には，主役はあくまで学習者であり，指導者はその協力者あるいはサポーターのような位置づけになります。つまり，学習者自身の自主性・自発性が非常に重視されているわけです。ですから，指導者が権威を笠に着て，学習を強要するようなことがあった場合には，学習者は面

従腹背となるか，学習自体を拒否するということになりかねません。指導者と学習者が，互い協力し合いながら，学習者が望む方向に向けて共に手を取り合って進んでゆくというのがこの原則になります。

　3番目の**工夫の原則**では，成人が取り組む問題は多岐にわたることから，問題が複雑に入り組んだり，いくつもの解が存在するものも珍しくありません。それゆえに，多くのメンバーが力を合わせ，知恵を出し合って，その時々での最善の答えを導き出せるように協力をしてゆかなければなりません。三人寄れば文殊の知恵という言葉があるように，衆知を集めるということが，問題解決への早道になることが多々あるのです。そして既成の概念にとらわれず，創造的な解を導きだすためには，さまざまな問題解決技法を用いることも必要になります。表8ではブレーン・ストーミングが1つの例として紹介されていますが，この他にもバズセッション*やフィッシュボーンダイアグラム**など，創造性開発のための多種多様なスキルを身につけ，目的・目標に応じて使い分けてゆくことも成人学習の特徴の1つといえるでしょう。

　4番目の**経験の原則**は，成人学習の大きな特徴の1つが，成人のもつ豊かな人生経験からきています。それゆえ，その豊かな経験をうまく活用してゆくことが何よりも重視されるわけです。そこから2つの留意点が導き出されます。1つは，豊かな経験をもつ成人学習者同士が，互いの経験を語り合い，それらを共有し合うことで，さらに互いの経験が豊かになってゆくということです。そのためグループワークなどのディスカッションを行うことが大きな意味をもつわけです。つまり成人学習を成功に導くためには，さまざまな経験をもつ成人学習者同士が互いに交流し合う場（仕掛け）をつくる必要があるということです。もう1つは，経験の絶対視に関わることです。一般に人は年齢を重ね，社会的な地位が高くなればなるほど，保守的になる傾向にあります。そして，自分自身の経験こそ最高であると価値づけるようになります。このようにして自己の経験の絶対視が始まります。しかし，経験は常に外界に対して開かれていて，常にエネルギーや情報が循環している時に更新されてゆくのです。自己の経験を絶対視し閉鎖的になってしまうと，経験の更新は行われなくなり，やがて古びて中身が空洞化してゆきます。常に自己を相対化し，謙虚に見つめ直す姿勢を保持しつづけることが，成長につながるのです。

　5番目の**肯定の原則**についてですが，これは指導者が備えなければならない姿勢・態度であるといってよいでしょう。一口に成人学習者といっても，実にさまざまなタイプの人がいます。全員が指導者の考え方とマッチするとは限りません。そのような時に，指導者が，自分と考えが異なる成人学習者を真っ向から否定してしまうと，学習者は学ぶ意欲を失ってしまいます。学習者とは意見や価値観が違っていてもよいのです。「なるほど，あなたはそう考えたのですね。ただ，私はその点では違う意見をもっています」という風に返してゆけばよいだけの話です。指導者の考えに必ず従わせる必要などないのです。大切なことは，ディスカッションを通

じて，互いの意見の共通点と差異を明らかにし，異なる意見や価値についてもそれを最大限に尊重してゆく姿勢が求められているのです。

引用文献

14）本間正人（2002）成人学習の5原則，NPO法人　学習学協会ホームページ
http://www.wafoo.ne.jp/learnology.org/5gensoku.html（2021年1月27日閲覧）

* **バズセッション（buzz session）**：「バズ学習」とも呼ばれる小集団学習法の一種。ミシガン大学のJ. フィリップスにより創案された。6人ぐらいのグループに分かれ，くつろいだ雰囲気で話し合いを進めながら問題の解決に近づこうとするもの。各グループのがやがやと話し合いを進める状況が，ハチの飛びかう羽音に似ていることからこの呼び名が用いられた。一斉教授と併用することによって相補的な効果をあげることができるとされている。当初は6人が6分間ずつ話し合う方式がとられ，6－6討議（法）などとも呼ばれた。
●参考文献：ブリタニカ国際大百科事典　小項目事典
https://kotobank.jp/word/%E3%83%90%E3%82%BA%E3%83%BB%E3%82%BB%E3%83%83%E3%82%B7%E3%83%A7%E3%83%B3-114410　2021年5月16日閲覧

** **フィッシュボーンダイアグラム（fishbone diagram）**：ある問題を引き起こしている原因を分析するために用いられる図。この図の形が魚の骨（フィッシュボーン）に似ているため，このように呼ばれる。「フィッシュボーンダイアグラム」は特性要因図とも呼ばれ，QC（Quality Control）の分析手法としてしばしば用いられる。「フィッシュボーンダイアグラム」を使うと特性と要因の2つの概念を用いて，対象となる問題の構造の分析を行うことができる。
●参考文献：ブリタニカ国際大百科事典　小項目事典
https://kotobank.jp/word/%E3%83%95%E3%82%A3%E3%83%83%E3%82%B7%E3%83%A5%E3%83%9C%E3%83%BC%E3%83%B3%E3%83%80%E3%82%A4%E3%82%A2%E3%82%B0%E3%83%A9%E3%83%A0-1140988　2021年5月16日閲覧

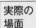

Case
12

見るべきポイントがよくわからなくて
混乱している

事例の提示

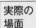
実際の
場面　臨地実習指導者 佐藤さんが看護学生 工藤さんと話している。患者は田
和さん。

（以下，会話では，実習指導者：Ⓐ，学生：Ⓑ）

A1　今日の看護計画について教えてください。

B1　昨日からずっと考えてはいるのですが，田和さんに看護として何をし
たらいいかがまったくわからないんです。田和さんの場合，ADL も
自立しているし，お話も普通にできますし。自分がすることなんて，
何もないと思ってしまいました。

A2　なるほど。では，田和さんは，ご自身の疾患のことについてはどのよ
うに考えておられましたか？

B2　疾患のことについても伺ったんですが，膠原病のことだけでなく，こ
れまで過去に患われた他の病気のことについてもいろいろと説明をし

てくださって，
とてもよくわ
かっておられる
と思いました。
現在服薬され
ている薬の管
理についても，
ご自分でちゃ
んとなさって
おられますし，

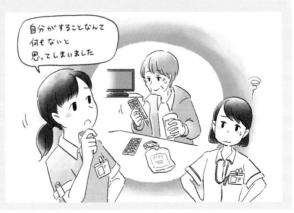

自分がすることなんて
何もないと
思ってしまいました

<u>特に今何か困っていることはないように見えました。</u>

A3 では，退院後のことについてはどうでしょうか。退院後の生活を見据えて，何か工藤さんのほうで情報収集をしていますか？

B3 えっ，退院後ですか？　退院後の何についての情報を取るのでしょうか？　まったく考えつきません。

※文中に示した下線部分は，後述の「この事例で注目したいポイント」における記述部分と対応しています。

▶ 本事例に関するデータ

- **指導者　佐藤さん**：入職後 8 年目。臨地実習指導者としては 2 年目
- **学生　工藤さん**：某公立看護大学 4 年生
- **指導対象者の背景**：

　①21 歳，女性。これまでの実習では，患者さんに対して清潔ケアを実施したり，環境整備を行ってきている。また，コミュニケーションを取り，散歩に出かける際の介助などを行ってきた。

　②実習中の態度は真面目。統合実習でも，事前の学習をしっかり行ってきていた。

- **患者の背景**：田和さん。80 歳代女性。膠原病。現在ステロイドを内服し，加療中。認知機能も良好。ADL は自立。内服薬の管理なども問題なく行えている。過去に婦人科系疾患で入院されたことがある。

▶ 指導者がこの場面で伝えたかったこと

- たとえ ADL が自立していて理解力のある患者さんであっても，今後の疾患の管理についての理解がどれほどできているのかをしっかり確かめてほしかった。
- 退院後の生活をどう考えているのかなどについても話を伺い，それらを踏まえて退院に向けての指導を行ってゆく必要があることをわかってほしかった。

▶ 指導者が検討したいこと

　これまでこの学生は，清潔ケアを行うことや ADL の介助をすることが看護であると認識していたようである。しかし，これまでとは違う看護の視点が求めら

れる患者さんに出会った際には，もっとさまざまな視点からの看護介入を検討しなければならない。そのことにどうやって気づいてもらったらよいか。学生の思考の導き方について検討したい。

この事例で注目したいポイント

　この事例においては，2つの場面に注目してみましょう。

1 「看護として何をしたらいいかが，まったくわからない」と発言した学生の思考の枠組みを推測してみたか

　まずは工藤さんの発言に注目してみましょう。一連の会話のなかで，工藤さんは田和さんの ADL が自立していること，会話も普通に成立すること，疾患の理解，服薬の管理についても自分でできていることを述べています。(B1，B2)これらの発言から，通常看護を行ううえでポイントとなる点については，十分に調べて，考えていることがわかります。学生としての到達レベルをどこに設定するかにもよると思いますが，現状であっても十分に合格点は出せるレベルであると考えてよいのではないでしょうか。まずはそこを認めてプラスのフィードバックを与えるかどうかが大事になると思います。この点は後で考えてみましょう。

　そして，もう1つ大事なことは，指導者が少し物足りなさを感じた部分でもあり，また工藤さんの特徴ともいえる部分でもあるのですが，「何かをすること（ケアに関する行為をすること）が看護である」という考えに縛られていないかという点です。(B1)ここをどう考え，学生の思考や行動に働きかけてゆくかが，とても大切であると思われます。

2 退院後の生活に関する情報収集は本当にひとりでできるのだろうか

　指導者の視点から見て，工藤さんに欠けているように見えた部分は，退院後の生活を見据えての情報収集と関わりのプランでした。結論からいえば，指導者のその見立てはずばり的中し，工藤さん自身の口からも，そこは盲点だったことが語られています(B3)。

　確かに患者の退院後の生活を見越して，入院中にできる手はずを整えるという視点をもつことは，看護師として非常に大切なことです。ですから，学生もその

ような視点を身につけてほしいという佐藤さんの考えはよくわかります。この点について，誰も異論を挟む人はいないはずです。しかし，そのことについて学生が自分ひとりの力で気づいたり，考えることができて当たり前というふうに言ってよいかどうかは別の問題だと思います。

改善・対応のポイント

▶ **行為をすることだけが看護ではないとわかってもらおう**

● 学生なりに考えてできている部分は率直に認めて褒める

　最初に，田和さんの状態から見て，看護として何もすることがないと判断した時の学生への対応について考えてみましょう。工藤さんとしては，「現時点で考えられるポイントについては，十分に考えた」と述べています。したがって，ここに関しては，工藤さんが考えたポイントについて指導者が復唱しながら，一緒にポイントを共有しつつ，「よく考え，ポイントを押さえているね。すごいね」というプラスのフィードバック(承認)を丁寧に与えるとよいでしょう。そうすることによって，工藤さんのなかに安心感や自信のようなものが芽生えて，心に少し余裕が生まれるはずだからです。

● 何かの行為をせず，患者の話にじっくり耳を傾けることも看護なのだという視点を提供する

　そのうえで「何もすることがないんです」という彼女に対して，「本当にそうでしょうか。一見，理路整然とご自分のことを説明される田和さんにも，どこかでご自分の病気のことや退院後の生活などについても，一抹の不安や心配を抱えていることがあるのではないでしょうか。じっくりお話を聞くなかで，そのような現在あるいは将来に関わることについて不安や心配が語られるようであれば，それらの懸念，気がかりに耳を傾けて，お話を伺うこと自体が大切な看護になるのですが，あなたはどう思いますか？」というような問いかけをしてみるとよいのではないでしょうか。

　このような働きかけ方をすることで，工藤さんの「何かの看護行為をすること(たとえば，清拭をすること，足浴や手浴をすることなど)が看護なのだ。それら

をしないと看護をしたことにならないのだ」という認識の枠組みは，「特に何かの看護行為らしい行為をしなくても，患者さんの悩みや苦しみに十分に耳を傾けて，お話を伺い，寄り添うことができれば，それ自体が看護になるのだ」という考えにシフトできるはずです。

● **退院後の生活を見据えた情報収集は，どこまでできれば十分なのだろうか**

　次のポイントは，学生が患者の退院後の生活を見据えて必要な情報収集を自分の力で行い，今から退院するまでの期間において，看護として何をするべきかを，自発的に考え，行動することまでを到達目標として設定するのかどうか，という点です。この点に関して言えば，私は求めすぎ（到達目標として高すぎる）だと思います。看護をしてゆくうえで，退院後の日常生活について，患者さんから多面的に情報収集をし，大きな支障が起きないように，入院中からできる準備を行うという視点や行動は非常に大切なことです。このような視点をもつことはむしろ大いに推奨されるべきでしょう。しかし問題は，それを学生が自分の力のみで自然にできるだろうか，できて当たり前というふうに考えてよいのだろうかということです。

　やや厳しい言い方をすれば，病院内で豊かな臨床経験をもつ現職の看護師であっても，実際に個々の患者さんのご自宅を訪問し，その方の生活環境や実態を目の前でつぶさに見聞きしない限り，退院後の生活をリアルにイメージ化するというのは困難なはずです。ましてや，看護学生の場合には，目の前にいる受け持ちの患者さんの疾患や病態の理解だけで手一杯になっているほうが多いのが実情だと思います。それゆえ，退院後の生活を具体的に想像することなどできないというのが本当のところではないでしょうか。ですから，退院後の生活という未来の状況を具体的にイメージするなどということは，少なくとも学生ひとりの力で自発的にできるものではないという認識が指導者には求められます。「自分で考えて退院後の生活をイメージして，情報収集をすべきではないか」と言うことは容易ですが，それを学生に求めるのは酷ではないかと思います。

● **足場掛けの考え方を応用する**

　繰り返しになりますが，患者の退院後の生活をイメージしたうえで，「今，ここ」での看護のあり方を考えるという視点は非常に重要です。ですから退院後の

指導は一切してはいけないということではありませんので，その点は誤解がないようにしてください。問題はそれをどうやって教えるかという方法にあります。

　ここでは**足場掛け(スキャフォールディング：Scaffolding)**という考え方を用いてみましょう。これはウッド[15)]が提唱したもので，たとえば，学生がひとりで考えたり，解決できない部分があるとします。しかし，その部分について指導者や教員の力(助け)があれば，学び，成長することが可能になる領域があると考えるわけです。平たく言えば「伸びしろ」という言い方もできるかもしれません。

　今回の事例でいえば，学生自身では思いもつかなかった退院後の患者さんの生活まで考えて看護をしてゆくという視点がそれに相当します。これらについては学生も教科書では勉強していたかもしれませんが，生身の患者さんを前にしてひとりで考えつくことはできなかったわけです。実際工藤さんも「退院後の何についての情報を取るのでしょうか？　まったく考えつきません」と，ある意味正直に今の自分の心情を述べています。その時に，自力で考えつかなかった学生を勉強不足だと責めたり，非難しても意味はありません。むしろどのように情報を収集してゆけばよいのか，その際にどのような聞き方をすればよいのかを，指導者が退院後の生活に関して患者さんとやりとりを行い，それを学生に見せればよいのです。その後別室で，患者さんから収集した情報を，今後の看護にどのように生かすのかについて，学生と一緒にディスカッションしながらプランニングしてゆけばよいでしょう。

　このような働きかけ，つまり足場掛けによって，工藤さんの盲点を解消すると共に，これまでよりも一層幅広い視点から看護のあり方を考察できるように支援することが可能になると考えられます。なお，今回の事例のように，これまでとは違う角度から看護って何だろうと考えたり，捉え直してみるという経験は非常に重要だと思います。心理の世界では，これまでとは異なる視点から物事を捉え，新しい行動につなげる方法を「リフレーミング」と呼び，通常の面接場面やコーチングなどにも応用されています。これについては Column ❹「リフレーミングの理論と実践法」(110頁)が参考になりますので，そちらも参照してください。

参考文献

15) Wood D, Bruner JS, Ross G et al. (1976) The role of tutoring in problem solving. Journal of Child Psychology and Psychiatry. 17: 89–100

リフレーミングの理論と実践法

● リフレーミングとは何か

　リフレーミングとは，これまで見たり，考えたりしていたことを，少し違う角度から捉え直し，異なる見方，考え方をすることです。英語では reframing と書きます。接頭辞の re は「再び」，framing は「枠組み」という意味です。2つ合わせると「再枠組みづけ」という表現になりますが，あまり適切な訳語がないために，そのままカタカナで使われています。

　わかりやすい例を挙げましょう。あるコップに水が半分（50％）入っていると仮定します。この状態をコップに水が半分<u>しか</u>入っていないと見るか，半分<u>も</u>入っていると見るかで，随分私たちの気持ちや行動に違いが生まれることに気づかれると思います。コップに水が半分<u>しか</u>入っていないという言い方をされますと，なんだか水が足りなくなってしまいそうだという不安な気持ちになり，すぐにでも水を足さなければ喉が渇いた時に間に合わなくなるのではないかという切迫感に襲われるかもしれません。あるいは本当に心配になった人は自分で水を足しにいったり，人からもらったりして，安心感を得るための行動を起こすことがあるかもしれません。それに対して，半分<u>も</u>水が入っているという表現をされた場合には，前者の表現とは対照的な印象を受けることになります。まだ気分的には余裕があるので，それほど急いで行動をしなくても大丈夫なのではないかという気持ちになり，新しく行動を起こすことはしないのではないでしょうか。では，事実は何なのでしょうか。事実は水がコップに50％入っているということだけです。つまりこの状況を認知的にどう捉え解釈するのか，どう意味づけるかによって，そこから生じてくる感情や行動に大きな違いが生まれるということなのです。これがリフレーミングの凄さというか怖さでもあるわけです。

● リフレーミングの効用

　実はこのリフレーミングという概念は，臨床に携わる人たちに取っては，非常に重要な概念枠組みであると同時に，具体的かつ効果的なスキルにもなります。これからそのことについて詳しく見てゆくことにしましょう。

　たとえば，仕事をするのに非常に時間がかかってしまう人がいたとします。その人を表現する時に，普通は「あの人は仕事がのろい人だ」とか「仕事が遅い人だ」という言い方をするのではないでしょうか。それに対して，リフレーミングの考え方を使えば，「あの人は仕事を丁寧にする人だ」とか，「非常に慎重に仕事を進める人だ」という言い方になります。これら4つの表現はどれかが唯一正しいということではありません。実はどれも正しいのです。それはどの表現も，対象者のある側面（一部分）を表現しているからです。しかし，その一方で，「あの人は仕事がのろい

人だ」という表現と「あの人は仕事を丁寧にする人だ」という表現では，切り取っている部分が相当異なるため，その情報を受けとる側の印象がかなり異なってきます。このことは2つのことを私たちに教えてくれます。1つは，物事は実に多面的であり，そのどこを切り取るかでかなり表現が異なり，情報を受け取る側の印象や感情にも大きな影響を与えるということです。もう1つは，リフレーミングが効果的になされるためには，物事の全体像の直感的な把握が欠かせないということです。

　フィードバック理論の説明を行った Column ❶で，正確なフィードバックをする時には，物事の全体像を捉え，そのプラスの側面もマイナスの側面も両方バランスよく把握しておく必要があるのだということを述べました(54頁)。それは，リフレーミングを行う際にも当てはまります。適切なリフレーミングを行うためには，対象の全体状況をなるべく正確かつバランスよく捉えていなければなりません。そして，見方や考え方がプラスとマイナスのどちらかに偏りそうになった時に，それに対して即座に修正をかける素早さと柔軟性，創造性が求められるのです。これらのことからわかるように，リフレーミングを行うことの効用は，物事の全体像を瞬時に多面的に把握できるようになることだと思います。これを臨床場面での教育に当てはめると，患者さんや学生の全体像を偏りなく捉える直感力を身につけるということになります。それは，患者さんへの適切な関わりや学習者のバランスのよい発達を支援することにつながります。

● リフレーミングの実践法
比較的単純な言い換え

　ここに，「私は気が短いんです」と発言した人がいるとします。それをリフレーミングすると，どうなるでしょうか。1つの変換例として，「短時間に判断したり，決断する力があるんですね」とか「すごく行動力のある方ですね」「感情がすごく豊かなんですね」のような言い方ができるかもしれません。別の例を挙げましょう。「私はとても臆病なんです」という発言があった場合はどうでしょうか。これについては「とても慎重な性格ですね」「すごく周囲の様子をよく見て観察しているんですね」「安全感覚が優れているんですね」のような表現ができるかもしれません。これらの変換に共通する点は何でしょうか。それは，提示された情報のもつ肯定的な側面に目を向けているという点です。

　最初の例では，発言者は「気が短い」ことをご自分の欠点・短所であると捉えているようです。しかし，それを聞いた側は，気の短いことを肯定的な側面から見直してみると，決して悪い側面ばかりでなく，それが役立つ場面や優れた側面も必ずあることに気づきます。ですからその部分を言語化してみるわけです。後者の例である「臆病」という言葉についても同様です。臆病ということが役立つ場面や状況，あるいはそのことがもつ肯定的意味をイメージします。そうすると，臆病ということ

が，失敗を避け，本人を傷つけないで守るという肯定的側面をもっていることに気づきます。それらを言語化してみると「慎重である」「周囲の状況をよく見て観察している」「安全感覚に優れている」などの表現が導き出されることになります。どの表現が適切なのかは，一概に言えず，会話の文脈に依存します。

　リフレーミングを行った表現が，対象者にとって的を射たものであれば，大きくうなずいたり，表情が明るくなったりする変化が生じます。いわゆる「目から鱗が落ちた」ような状態になる場合があるわけです。そのような核心を突いた表現になるためには，①対象者の話によく耳を傾け，その言わんとするところの本質（メッセージ）をしっかり把握すること，②そのメッセージのもつ否定的な側面ではなく，肯定的側面に目を向け，それを言語化して伝えること，の２つが肝要です。しかもその変換作業は一瞬のうちに行わなければなりません。その意味から言えば，スピードと頭の回転の速さ，豊かな言語化能力が求められるといってよいでしょう。

面接場面での応用　メッセージの本質をとらえ，位相を少しずらす

　では，次にリフレーミングをどのような場面で応用するとよいかについて考えてみましょう。

　リフレーミングは，日常的に行われているコミュニケーション場面でも使用できますし，対象者の行動理解が難しいような場面においても役立ちます。ただ，リフレーミングは，それがもたらす効果が時として劇的であるだけに，ややトリッキーな印象を相手に与えたり，はぐらかされたり，馬鹿にされたような気持ちにさせたりすることも起こりえます。したがって，むやみやたらにリフレーミングをすればよいというものではなく，使う時には慎重に，そして，タイミングや言い方にも十分注意しながら用いなければなりません。繰り返しになりますが，基本となるのは，対象者の話をよく聴き，その言わんとするところの本質（メッセージ）をしっかり受け取ったうえで行うということです。対象者は何を一番言いたいのか，その見方や考え方で，少し偏ったり，見えていない側面は何かということを探り，そこを言語化してフィードバックし，バランスのよい見方ができるようにサポートしてゆきます。

　たとえば，対象者が「私は何をやってもうまく行かず，失敗ばかりしているんです」という発言をしたとします。このメッセージの骨子は，「私はだめな人間なんです」ということですね。それを踏まえつつ，「これまで，いろんな努力をしてこられたけれども，うまくいかないことが多かった。できないご自分を随分厳しく見ておられるんですね。そして，自分を責めておられるんでしょうか」とリフレーミングしてみるわけです。ここで対象者の「失敗ばかりしている」という表現に，自分自身を厳しく見つめ，責めているニュアンスを感じとったので，それを言語化したわけです。このことにより対象者の認識の枠組みが少し変化し，「だめな自分」から，「厳しく，自分を責めている自分」に位相がズレていくことを期待しているわけで

112

す。ここから話がどう展開してゆくかはわかりません。「私はだめな人間なんです」という自己概念を，そこから一挙にプラスに展開させてゆくことはなかなか困難です。しかし，「自分自身を厳しく見つめ，責めている」というフレームが対象者に受け入れられれば，次の「自分を甘やかさず，努力し続けようとする自分」という，やや肯定的な自己概念を含んだものにつなげてゆけるかもしれません。つまりリフレーミングは1回きりで終わりではなく，次々とそれを連続して実施してゆくことで，最終的には，以前とは異なる枠組みで物事を捉えられるように支援することなのです。

　最後に，リフレーミングの応用を少し見てみましょう。

対応が困難な状況や行動を理解する時への応用

　時々見かける学生や新人の理解し難い奇妙な行動もリフレーミングという考え方を使うことで，その意味を明らかにすることができます。見方を変えることで「奇妙な行動」は「環境に適応していないために起きている反応」へと変わり，それにより対処もまったく異なるものになります。対応の幅も広がって，問題解決も容易になります。詳しくは，**第2部第2章(127頁)**を参照してください。

　もちろん，ものの見方を変えればすべてが解決するというほど，世の中は単純ではありません。しかし，行き詰まった時や，なかなか問題解決への糸口が見つからない時にこそ，これまでとは少し異なる見方をしてみる価値は十分にあると思うのです。

　これまで対象者に関して見落としていた側面を，多少無理矢理にでも見出そうとすることで，新しい発見ができるかもしれません。それにより，これまでとは違った変化が生み出される可能性が高まります。ここで述べたリフレーミングはかなりの上級編ですが，このような考え方やスキルを身につけることで，日常生活や仕事の面においても，どんどん応用できるようになります。ただし，そこに至るためには数多くの練習が必要です。何度も実践し回数を重ねることで，コツをつかんでゆくしかないのです。「習うより慣れろ」ですので，失敗を恐れず，さまざまな場面で使って効果を確かめて，腕を磨いてゆくことを強くお勧めしたいと思います。

参考文献
16) リチャード・バンドラー，ジョン・グリンダー著，吉本武史，越川弘吉訳(1988)NLP 神経言語プログラミング　リフレーミング──心理的枠組みの変換をもたらすもの，星和書店．
17) ネガポ辞典制作委員会(蠣崎明香利，萩野絢子)編(2012)ネガポ辞典──ネガティヴな言葉をポジティヴに変換，主婦の友社．

患者さんから関わりを拒否された

事例の提示

実際の
場面
臨地実習指導者 神野さんが看護学生 古川さんと実習後に，振り返りと
明日の打ち合わせを行っている場面。患者は中之上さん

（以下，会話では，実習指導者：**Ⓐ**，学生：**Ⓑ**）

A1 古川さん，これまで中之上さんとなかなかコミュニケーションがうま
く取れなくて苦労をしているようですが，明日からまた中之上さんと
接することができそうですか？

B1 実は，中之上さんからは「もう来なくていい」と言われました。私は，
気持ちを切り替えて，なんとかコミュニケーションを取ろうと思って
いたんですが……。拒否されてしまいました。

A2 そうですか。どういう場面で，どんなふうに話を切り出していったん
ですか？

B2 昼食後の少し落ちついた時間帯で，中之上さんに「お話をさせても
らってもいいですか？」と尋ねました。私としては，これまでの気持
ちをできるだけ引きずらないようにして，自分なりに明るく振る舞っ
たんです。ですが，中之上さんからは無視されました。非常につらい
です。

A3 なるほど。中之上さんはどうしてそういう態度を取ったと思いますか？

B3 まったくわかりません。中之上さんが気分を害されているのはわかり
ますが，「もう来なくていい」って言ったり，私がせっかく話しかけても
無視したりするのは，ひどいと思います。私がどんなことを言っても，
まったく聞く耳をもってもらえないので，行くのがとても怖いです。

A4 つらいのはわかりますが，中之上さんが意地悪でそういう態度を取っ

ていると思いますか？

B4 いや，そうではないと思いますけど。でも私に対して，何でそんな冷
たい態度を取るのかは，まったくわかりません。

A5 では，どうでしょう。もう一度勇気をふるって中之上さんが，今，ど
う思っておられるのか，これからどうしてほしいと思っておられるの
かを聞いてみるというは。

B5 ……(しばらく沈黙の後に)わかりました。できるかどうかわかりませ
んが，もう一度だけ明日中之上さんのところに話しに行ってみます。

でも，まった
く自信はあり
ません。うま
くいかなかっ
たら，どうし
たらいいんで
しょうか。

A6 ……(無言)

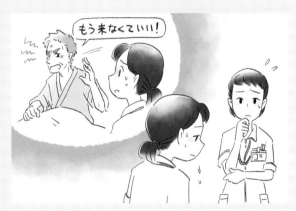

※文中に示した下線部分は，後述の「この事例で注目したいポイント」における記述部分と対応
しています。

本事例に関するデータ

- **指導者　佐藤さん**：入職後 7 年目
- **学生　古川さん**：某私立看護専門学校 3 年生(3 年課程)
- **指導対象者の背景**：
　①20 歳。女性。
　②患者さんの様子をよく観察し，どのような看護が必要かを考えて行動すると
　　いうよりは，自分がこうしたほうがよいと思った看護を，押しつけるような
　　関わりが多く見られる。自己中心的な行動が多い。
　③患者さんとのコミュニケーションにおいても，しっかり耳を傾けて聴くとい
　　うことはあまりなされず，やや上から目線であれこれ指示をするような関わ

りがなされるため，患者から怒られたり，関わりを拒否されてしまい，受け
持ちを変わることが起きていた。

- **患者の背景**：中之上さん。70 歳代後半。男性。肝硬変の治療で入院中。
  現在は仕事を引退し，年金生活に入っているが，現役の頃は，サービス業に
  従事していたらしい。
  その影響もあってか，医療はサービス業であり，自分はお客様としてもっと
  尊重されるべきであるという考えが非常に強い。そのような待遇を学生だけ
  でなく，他の医療スタッフにも求めていた。また人からあれこれと指示をさ
  れるのを非常に嫌う傾向あり。

▶ 指導者がこの場面で伝えたかったこと

なぜ患者さんが関わりを拒否して，「もう来なくていい」というような発言に
至ったのかを，これまでの自分の取った態度や行動とつなげて考えて，気づいた
ことから改善していってほしい。

▶ 指導者が検討したいこと

- 患者さんから拒否されたという非常に厳しい事実を，自分のこれまで取ってき
  た態度や行動に引き寄せて考えてもらうように働きかけたつもりだったが，う
  まくゆかなかった。
- 厳しい発言や態度を取る患者さんなりの理由や背景にも目を向けて，考えられ
  るようになってほしい。
- どういうふうにすれば，患者さんを非難するような他罰的な思考に向かわず，
  自分の行動を見つめ直すようになってくれるのか，その関わり方を検討したい。

この事例で注目したいポイント

今回は 2 つの点に注目して考えてみましょう。

1 学生の負の感情が強く表現されている発言を聞いて どうサポートしているか

古川さんの発言をよく見てみると，「つらい」「怖い」「自信がない」(B2，B3，

B4, B5)など，すべての発言において自分の今の負の感情を割とストレートに表現しています。それを聞けば，かなり大きな不安を抱えていることがわかります。

　したがって，学生への働きかけを考える際のポイントの1つは，マイナスの感情に大きく支配されつつある本人を，どうやってサポートするのかということになります。ここへの手当てが不十分だと，心のゆとりがなくなり，防衛的になってしまいます。その結果，落ち着いて考えることが難しい状態をつくることとなります。では，どういう言葉をかけてゆけばよいのでしょうか。

2　患者さんを非難する発言をしている時の学生の内面では何が起きているかを推測する

　古川さんが，中之上さんに拒否されるに至った経緯についての詳しい説明がないのでコメントが難しいのですが，一般的に考えて，看護学生を前にして「もう来なくていい」という強烈な拒否感が表明されるという事態は只事ではなく，よほどの事情があったのではないかと推測します。中之上さんの発言自体には賛否両論あるとは思いますが，ここではその点については一旦留保して説明を続けます。

　本事例のように強い拒否感が表明される場面に遭遇すると，人は fight or flight（闘うか，逃げるか）という二者択一の行動をとることが多いといわれています。古川さんの場合，中之上さんがとった行動を，やや非難するようなトーンで話は進み，他罰的な思考が働いていることがうかがえます。このような時には「自分の内面に目を向け，これまで取った態度や行動を振り返ることは難しい」「相手の立場や視点に立った行動は取れない」状態に陥っています。この状態で，患者さんのことについて冷静な思考を働かせて，次の行動プランを練るということは不可能です。したがって，まずは<u>私に対して，何でそんな冷たい態度を取るのかは，まったくわかりません(B4)</u>という部分について，「一緒に考えてみましょう」という姿勢を実習指導者が見せることが最初の関わりとして重要になります。

改善・対応のポイント

▶ 患者さんの感情面の理解には，ロールプレイングを試してみよう

● 感情面へのフォローを優先する

　まず古川さんの感情面へのフォローをどうするかという点について考えてみます。神野さんの発言をよく見ると，ある特徴が浮かび上がります。それは，事実関係を確かめるような明確化の質問が多用される一方で，感情面へのフォローは見当たらないという点です。古川さんには肩入れせず，中立的な姿勢を崩していません。しかし，古川さん自身は，中之上さんから関わりを拒絶されて，かなり動揺し，不安感が高まっている状態にあります。神野さんの態度と古川さんの状態との間には大きなギャップが存在しています。このような場合，淡々と事実関係を明らかにしようとするだけでは不十分で，対象者の中で高まってきた不安に対して，指導者がそれをしっかり受け止める必要があります。

　具体的には傾聴，共感，ねぎらいなどのスキルを多用し，不安を減じなければなりません。拒否されてつらかったこと，また拒否されるのではないかという予期不安，厳しい言葉を投げかけてくる患者のもとに行くことのしんどさなどの気持ちを，じっくり聴かなくてはなりません。そのような関わりは，少し時間がかかるかもしれませんが，うまく功を奏すれば，だんだん落ち着いてくるはずです。そして，自分のことを少しずつ振り返ることができるようになってきます。

　気分的に追い詰められているような状況では，冷静に思考を働かせることはできません。それゆえ，古川さん自身が中之上さんにどのように接し，具体的にどのような会話を交わしたのかをもう一度想起して，具体的な修正点を見出してゆくことも困難であると思います。まずは，気分を落ち着かせ，心にゆとりをもたせるような関わりを最初の段階で丁寧に行うことです。それが十分になされ，身体的にも，感情的にも学生が少し落ち着いてきたら，「なぜ，中之上さんが『もう来なくていい』というような発言をするに至ったのか」というプロセスや背景に目を向けさせるようにします。そのきっかけづくりとして，「中之上さんがなぜもう来なくてもいいと言ったかということについて，あなたと一緒に考えてみたいんだけど，いいかな？」と投げかけてみるとよいでしょう。

● ロールプレイングを用いて患者の立場や視点を体験してみる

　次のステップでは，いつ，どの場面で，どのような言い方で，「もう来なくていい」と言われたのかを，ロールプレイングなどの手法を用いて再現してみることをお勧めします。演じる場面は具体的であればあるほど，学習効果は高くなります。最初は指導者が患者役をやってみて，看護学生は自分自身の役を演じてみるとよいでしょう。それが終わったら，体験したことの振り返りを行います。そして次に役割を交代し，看護学生が患者役を，指導者役が学生役を演じた後に，相互に役を演じた感想を述べ合ってフィードバックします。指導者も学生も2つの役を演じて，その感想を分かち合うなかで，なぜ患者が立腹したのか，何に立腹したのかを患者の背景情報なども交えながら議論してみるとよいでしょう。

　ここでの重要ポイントは，患者の生きてきた世界や，大事にしている価値観などをもう一度冷静になって検討してみて，以後の対応を考えるということです。

● ロールプレイング体験後に患者の立場や視点，価値観を再検討してみる

　ロールプレイングを行うと，中川さんの場合には，医療サービスを受ける側のお客様である自分の意見や気持ちがなおざりにされ，かつ看護学生からあれやこれやと指示のみが繰り出されるという状況に我慢がならなくなった可能性が浮かび上がってくると思います。このように，患者の視点や立場をより深く理解するためには，ロールプレイングという方法を取り入れることが有効だと考えます。その時に，NLP（神経言語プログラミング）で用いている3つの知覚の位置という考え方に基づきながらロールプレイングを行うと，さらに効果的です。

　図14は3つの知覚の位置を示しています[18)]。これは，NLPでよく用いられる概念図の1つですが，人がどのような視点から世界を捉えているかを簡便に表現しています。この図では人は3つの立場・視点を行き来しながら，環境と関わっていることを表しています。どの視点も非常に重要なのですが，コミュニケーションが途絶したり，機能不全に陥る場合には，第一の位置・視点（私の大切にしている立場や視点：本事例では，古川さんの見方，考え方）に固着してしまい，それ以外の視点への移動ができなくなってしまっているからだと考えられます。

　事態の打開のためには，いきなり第二の位置・視点（対象者のいる位置，対象者が大切にしている視点，つまり，患者である中之上さんの見方，立場，視点）

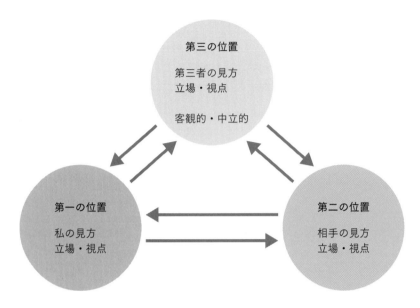

図 14　３つの知覚の位置（物事は３つの視点から捉えられる）

〔(18)ジョセフ・オコナー(2007)より一部改変〕

に移動せずに，一度，第三の位置・視点(状況を客観視する視点，対象化する視点。ここにはメタ認知能力が大きく関与します)に移動し，その後，第二の位置・視点に移動することによって，新たな気づきや発見が生まれやすくなるといわれています。他罰的な思考に凝り固まっている時には，第一の立場・視点からしか物事が見えておらず，自分の状況を客観視することもできません。ましてや第二の立場・視点である他者(ここでは患者)の視点に立つことなどは不可能です。ですから，各視点間を自由に行き来できるためには，心にゆとりがあることが大前提になるのです。

　今回の事例と関連させるならば，「感情面へのフォローを優先する」で述べたように，まずは古川さんの感情面へのケアを徹底することが，彼女が固着していた第一の位置・視点からの脱却を可能にします。その後，気分が少し落ち着いたところで，ロールプレイングを通して一度，第三の位置・視点に移動してメタ認知能力(**15 頁**)を働かせます。それにより，第一の位置・視点と第二の位置・視点間に起きていること(全体状況)を客観的に捉え直すことができ，気づきを得るわ

けです。その後，第二の位置・視点(患者の立場や視点)に動き，中之上さんは第一の位置・視点にいた自分(古川さん自身)の発言や関わりをどう受け取ったのだろうかと想像したり感じたりしてみます。そしてこれらの体験に基づいて，自分自身の行動をどのように変えるべきかを考え直してみるわけです。このようなプロセスを経て，初めて患者の視点に立った看護について考え，工夫ができるようになると考えられます。指導者も学生も，図14を参照しながら，今，自分はどの位置から世界を捉えているのかを，絶えずモニタリングしながら，患者への関わり方を変えてゆく必要があるのです。

参考文献

18) ジョセフ・オコナー著，ユール洋子訳(2007)NLP 神経言語プログラミング実践マニュアル，チーム医療，61.
19) L. マイケル・ホール著，橋本敦生監訳，浅田仁子訳(2006)NLP ハンドブック——神経言語プログラミングの基本と応用，春秋社.

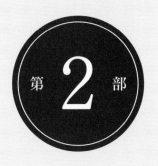

第2部

指導を行う際に役立つ
原理・原則・方法を学ぶ

教育とは共育である
（凶育や脅育でもなければ，強育でもない）

教育観が学習者に与える影響

　教育に関する見方，考え方を教育観と呼びます。人を教えたり，育てたりする時に，どのような教育観をもってそれを行うかは，学習者の成長に影響してくるため，非常に重要な問題です。たとえばある指導者が，教育とは「指導者の指示・命令に忠実に従って行動する学習者を育てることである」という教育観をもっていれば，非常に強圧的かつ一方向的な指導が行われる可能性が高くなるでしょう。あるいは，指導者が，教育とは「指導者が説明したり，提示する内容や教材に対して，学習者が批判的に検討する力を身につけたり，育てることである」とする教育観をもっているとすれば，学習者からの批判的コメントをむしろ歓迎し，それをもとに全体で議論を進めるような双方向型の教育を展開するはずです。

　このように，教師や指導者が教育に関して抱いている価値観は，意識的にも無意識的にも指導者自身の思考・感情・行動だけでなく，その教えを受ける学習者の成長にも大きな影響を及ぼします。しかし，多くの教師や指導者は，そのことにあまり自覚的ではないように思われます。それはとても残念なことです。もちろん，自分自身がもっている価値のすべてを意識化したり，言語化することはできませんが，非常に重要な価値観に関しては，意識して明確化してみる努力が必要だと思います。なぜなら無意識的に行われている思考や感情，行動はコントロールすることが難しいからであり，「なぜ自分はこのような行動をとることが多いのか。それはある特定の価値観を重視しているからだ」というような，自分自身の行動を突き動かすオリジン（源）をしっかり見つめ直すことによって，必要に応じて行動の修正ができるようになるからです。そうでなければ，惰性で教育を行うことになりかねません。

私の教育観「教育＝共育」

　ここで, 私はどういう教育観をもって教育を行っているかについて述べます。私は「教育とは共育である」という考え方に基づいて取り組んできました。一般に教育といえば, 教師や指導者が学習者を一方的に教えて育てるものだというふうに捉えている方が多いかもしれません。確かに教師や指導者は, 学習者に比べ, 知識も技術も経験も圧倒的に豊かな場合がほとんどです。そのため両者の関係はどうしても対称的であるというよりも, 非対称的になりがちです。しかし, さまざまな場面を取り出してよく見てみると, 必ずしも一方向的な関わりばかりが行われているわけではないこともわかってきます。

　たとえば, 初めて基礎看護学の臨地実習に臨む看護学生の場合を考えてみましょう。身につけている知識も技術もほとんどない。緊張もしている。不安もある。だからこそ, 初めて出会った患者さんと話をする時に, とにかく一所懸命に耳を傾けて, 聴き取ろうとする。そのような学生の姿を見て, 指導者は初々しさを感じたり, 最近業務には慣れて素早く仕事をこなせるようにはなってきたが, しっかりと患者さんに寄り添うことが疎かになりつつある自分の姿に気づかされたりすることがあるでしょう。指導者が学生から初心の大切さを教えられた場面といえます。つまり, 指導者であっても, 開かれた心さえもっていれば, 学生から学ぶことがたくさんあるのだということを, 先の例は教えてくれていると思うのです。

　ちなみに, 教育とは学生と"共に育つ"の共育であるという考えは, 私のオリジナルではありません。もともとは, 私がかつて放送大学で学んでいた時に使用していた『教育の心理―多と一の交響』というテキストに書かれていたものです。著者は日本における現象学的心理学の第一人者である吉田章宏氏です。ただ, 氏によれば, この共育という言葉自体は, 日本の国語教育の開拓者の1人である芦田恵之助氏の著書からの引用なのだそうです。上述した著書のなかで吉田氏は「『先生』と『生徒』とは固定しておらず, 人間と人間が共に『新しい世界』に入っていこうとする場合の全てにおいて, 『共育』という出来事が起こる, とも考えられることになる。従って, 『共に育つ』ということは『共に生きる』ということの中で起こる出来事である, と考えられる」[1]と述べています。また, 同掲書のなかで, さまざまな共育があるのだということを指摘しておられます。

表9　さまざまな共育

- 1）指導者が看護学生に「教えつつ，（看護学生を）育てる」
- 2）指導者が看護学生に「教えつつ，（自ら，指導者として，人間として）育つ」
- 3）看護学生が指導者に「教えられつつ，（自ら，人間として）育つ」
- 4）看護学生が指導者に「教えられつつ（図らずも，指導者を）育てる（ことになる）」
- 5）看護学生が指導者に「教えつつ，（指導者を）育てる」
- 6）看護学生が指導者に「教えつつ，（自ら）育つ（ことになる）」
  事柄によっては看護学生が「先生」となり，指導者が「生徒」となる。
- 7）指導者がある看護学生に「教えつつ，（他の看護学生を）育てる（ことになる）」
- 8）指導者が他の看護学生に「教えるのを見て，ある看護学生が（自ら）育つ（ことになる）」
- 9）ある看護学生が指導者に「教えられつつ，（それを見る他の看護学生をも）育てる（ことになる）
- 10）ある看護学生が他の看護学生に「教えつつ，（他の看護学生を）育てる」
- 11）ある看護学生が他の看護学生に「教えつつ，（自ら）が育つ」
- 12）ある看護学生が他の看護学生に「教えられつつ，（他の看護学生を）育てる（ことになる）」
- 13）ある看護学生が他の看護学生に「教えられつつ，（自らが）育つ」
- 14）ある看護学生が他の看護学生に「教える（のを見て），（指導者が自ら）育つ（ことになる）」…

〔1〕吉田章宏（1995）より一部改変〕

　表9に，吉田氏の著作のなかで述べられていたさまざまな共育のあり様を，私が本書の内容に合わせて一部表現を改変し列挙しました。参照してみてください。

学生や新人と共に指導者も育つことを願って

　教員や指導者が，学習者と同じ目線に立って，共に学び合い共に助け合いながら，成長・発達を遂げてゆく。決して，教師や指導者としての権威をかさに着て，学習者を脅かして自分の思い通りにする「脅育」や，評価権を盾にして学習を強要する「凶育」ではない，真の教育を目指しましょう。学生や新人との共育，つまり，学生や新人と共に指導者も育つ，そのようなあり方を本書では探っていきます。

参考文献

1) 吉田章宏（1995）§7教育という出来事，第1部　1－教育は共育，教育の心理―多と一の交響，25-27，放送大学教育振興会.

学習者の一見奇妙に見える行動，理解し難い行動をどう捉えるか

怒りやイライラを学生にぶつけるのは生産的ではない

　臨床の場面で後輩を指導していると，先輩看護師からは，一見すると奇妙に見えたり不思議に思えたりする場面に出くわすことが多々あると思います。

　たとえば，学生を指導している場面を，第1部の Case 11（92頁）を例に取り上げて考えてみましょう。

　患者さんの症状を考えれば，今日は足浴をしないで清拭を行ったほうがよいのではないかと指導者の毛利さんが思っていても，学生の甲斐さんは足浴の実施にこだわってしまい，何がなんでも実施したいと食い下がってきました。同様な学生と遭遇したことはありませんでしたか？　そのような学生の行動を見ていると，患者さんの個別性を無視しているとか，刻一刻と変わる症状をしっかりアセスメントできず勉強不足の状態で臨んでいると考えてしまうと思います。そして，指導者からの指摘を素直に受け入れず，自分自身のやり方に固執しようとする学生に対して，怒りの感情が湧いてきたり，ついイライラしてしまったりということが起きるのではないでしょうか。そのような考えや感情が湧いてしまうこと自体はもっともだと思いますが，問題は怒りの感情やイライラ感をそのまま学生にぶつけても，何ら生産的な結果は生み出されず，教育的な効果もないという点にあります。では，どうしたらよいのでしょうか。

　ここでは，例に挙げた学生あるいは新人の取っている行動の意味を探ることによって，異なるアプローチを生み出すことにつなげたいと考えます。ここでいう"意味"とは，学生なりに考えた理由や根拠，彼らの行動の背景などを含みます。それは決して学生や新人の取っている行動を無条件で承認してくださいということではありません。その点は誤解のないようしてください。

学習者の行動を，捉える枠組みから理解する

　表10に，学習者(ここでは学生)の行動を捉える際の認識の枠組みを示しました。その最も重要な点は，学習者の示す行動がどのようなものであれ，置かれた環境への適応行動として理解するという点にあります。そのため，先輩の目からは，一見不適応行動のように見えても，学習者にとっては意味のある行動なのだという理解に基づいて指導を行うことになります。ただその意味は，先輩には容易には理解できないため，それを学習者と共に探求し，彼らが行動に示したメッセージを解読する必要があるわけです。それを正確に行うためには，指導者側

表10　学習者の行動を捉える認識の枠組み

1. 人は与えられた環境に適応しながら生き抜こうとする動物である。

2. 環境適応の仕方は人それぞれである。そこには「個人差」がかなり影響する。

3. 学習者の生い立ち(生育歴等)，遺伝的な体質，これまでに身につけた学力(能力)などが相互に影響し合って「個人差」という形で表れてくる。

4. 臨床の場では，知識が豊かで正確かつ統合されており，高度な種類の技術を複数駆使できて，数多くの現場経験を積んでいるような豊かなリソース(学習資源)をもつ者のほうが，適応は容易である。

5. それに比して学生は少ないリソース(能力，経験等)のなかで，環境適応することを強いられる。慣れない環境で，刻一刻と状況が変わり，そのつど患者の状態や病棟の状況に応じた個別・具体的かつ柔軟な対応や創意工夫が求められるような臨床現場は，学生にとってかなり難易度の高い状況であり，環境への不適応を起こしやすい要因の1つである。

6. 指導者から見て学生の一見奇妙で，不適切，不十分に見える行動も，彼らなりの環境適応の試みとして捉えてみる視点が欠かせない。ただし，あくまでも試みなので，うまくいかない場合は，彼らなりに努力はしているが，結果としてはうまく適応できていないと理解する。

7. 指導者から見て一見奇妙に見える行動も，学生にとっては意味のある行動であることも多い。ただその行動の意図や目的，理由，根拠などの提示を求められても，多くはうまく説明できない。それは本人の言語化能力やリフレクション能力の未熟さと深く関係する。

8. 学生が示す不適応行動を理解するためには，彼らの取っている行動のもつ肯定的意図を指導者側が推測したり，彼らと一緒に確認したりしながらメッセージを解読する必要がある。

9. 学習者が現在の状況において示している行動パターンは，彼らがこれまでの生育歴等のなかで身につけたものだと考えられる。それは，過去の特定の環境下においては有効であったかもしれないが，現在の状況においては不適切，不適合なものになっている可能性がある。そのため，不適応になっている行動があるならば，それを適応的なものへと変化させなければならない。

が，予断や偏見を交えずに，中立的な態度で学習者にその肯定的な意図を聞いたり，そこから推測してみたりする姿勢が欠かせません。決して彼らを責めたり，非難したりせずに，淡々と学習者なりのこだわりをしっかりと聞き切ることが必要になってきます。

「人に理由あり」を心に留めて対応する

では，表10に示した枠組みをベースにしながら，再び足浴の実施にこだわる学生の事例（Case 11）から考えてみましょう。なぜ学生は足浴の実施にこだわり，他の方法に変更しようとしないのでしょうか。

本当のところは本人に聞いて確かめてみないとわかりませんが，私が考えついたものを表11にピックアップしてみました。あくまで1つの例ですので，これ以外にも可能性があるかもしれません。ですから，読者の皆さんも一緒に考えてみてください。

表11 足浴にこだわる看護学生の思考内容（私の推測）

1. 前日までに随分考えてつくり上げてきた計画なので，今さら変更するなどと言われても変えられないし，変えたくない。あらかじめ用意しておいたものが，ダメになるのは口惜しい。

2. 事前に看護教員にも相談し，許可までもらったものなので，これでよいのではないかという気持ちが強い。変更を要求されても，十分に納得できない。素直に受け入れられない。

3. 足浴以外の方法を考えろと言われても思いつかない。何をすればよいのだろうかと考えるが，頭が真っ白になってしまう。

4. 違う方法を考えろと言われても，準備もしていないし，今日の予定が狂ってしまう。そもそも計画を練り直すことになると，一から考えなければならない。それは自分にとっては大変難しいし，考える時間もない。

5. 違う方法を実施しなければならないとしても，その方法には習熟していないし，苦手意識がある。足浴ならこれまで何度も取り組んだことがあるので，自信がある。自分に自信がある方法でやらせてほしい。

6. 過去にも足浴を実施して，患者さんから喜ばれた経験がある。またやってみたい。

7. 新しい方法を実施して，失敗してしまったらどうしようという不安や心配のほうが先に立ってしまう。当初の予定どおり実施できるなら，安心して取り組める。

8. 一度患者さんと約束したことなので，その約束をたがえることはしたくない。

9. 一度患者さんに約束したことを，今さらできないというのは，自分のプライドが許さない。

　いかがでしょうか。指導者側から見れば，随分手前勝手な都合ばかり挙げていると思われたかもしれません。しかし，ここで大切なことは，学生には学生なりの事情(理由や背景)があるということです。私はそれを**「人に理由あり」**という標語で表現しています(図15，左側部分)。したがって，指導者側から見て，どんなに理不尽に見えても，一旦は受け止め，理由や背景，根拠を聞いてみる必要があります。なぜなら，その点を理解できないと，学生の納得を得られない状態で指導者の考えや方法を押しつけて強引にやらせる，という展開にどうしてもなりがちだからです。

　たとえば「どうして足浴を考えたのか」「なぜこの患者さんにとって足浴を実施することがそれほど大事だと考えるのか」「足浴以外の方法を考えつくことはできるのか」「足浴以外の方法を実施する場合に，無理なく取り組めそうか」などについて，最初に学生の考えをよく聞いてみるのです。その結果，学生が上述した表11の3の状態にあって，眼の前の患者さんに対して，足浴以外でどんな方法を用いることができるかというプランがまったく浮かばないのだとしたらどうでしょうか。その場合には，学生が指導者と一緒に考え，示唆を受けながらプラン

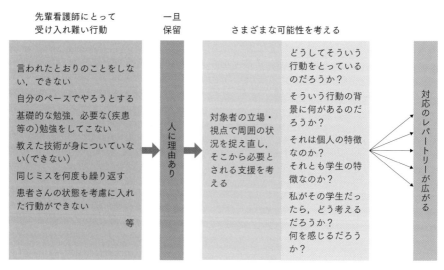

早急な結論づけを避け(一旦保留し)，さまざまな可能性を考えてみよう！

図15　指導者や先輩看護師にとって受け入れ難い行動の意味を探求する

を立案してゆくことで乗り切れるでしょう。

　また，代替案はある程度考えられるのだが，その方法(スキル)には習熟しておらず，苦手意識が強いので抵抗感があるという表11の5だとしたらどうでしょうか。その場合には，まずは指導者がやり方を示してポイントを解説した後，実際にやってみせる(デモンストレーション)。その後，本人にも少し関与させて，その場でフォローをする。うまくいったら褒める，などの工夫を重ねてゆけば，結果的に取り組み可能となります。

学生の提案を受け入れて，やってみる

　もう1つの考え方としては，患者さんに与えるダメージは特にないという前提がしっかりと担保できるのだとすれば，学生の提案をそのまま受け入れ，とりあえずやってもらう(実施する)という方法もありだということです。実はそのやり方は，学生にとっても指導者にとってもメリットが大きいのです。学生側にとっては自分の提案したことが受け入れられることはとても嬉しいことですし，さらにそれがうまくいった場合には，自信につながります。何よりも指導者や教員から受容されて，承認されることで，心にゆとりが生まれます。そのような状態になった後で指導できれば，抵抗されたり，コミュニケーションが滞ったりということが起こりにくくなります。つまり指導者にとっても指導しやすい状況が生み出せるわけです。

　ですから，学生の提案通りの体験を実施した後，うまくできたところにはしっかりとプラスのフィードバックを与え，同時に「他にも看護の選択肢が考えられないだろうか」という問いかけをすることによって，学習者の思考の拡大を促すわけです。学生の提案したプランが指導者に受け入れられないと，どうしてもそれにこだわりたくなるという心理が働きます。また指導者としては，学生が完全な計画を立てていなければ一切ケアは実施させない，という硬い構えをもっていると，学生と指導者の間でバッティングが起きやすくなり，なかなか学習が展開しなくなります。患者さんへのダメージが特にないのであれば，まずはやってもらい，そこで心的余裕や自信を得てもらう。その後に異なる選択肢について，指導者と共にいろいろと考えてゆくというスタイルに切り替えるわけです。このように体験学習のサイクルを回しながら，看護とは何かを考えればいいという柔軟

な構えに変えてみることで，指導者の対応の幅も広がるように思いますし，学生の取り組みやすさも増すことでしょう。

　ただ上述のような関わりができるためには，これまで述べてきたように，指導者側が，学生の状態をしっかりとアセスメントしていなければなりません。そして一度学生の立場や視点で自分の関わりを見つめ直すという作業が必須になります。簡単にいえば，指導者目線から学生目線に視点移動を行うということです。指導者自身があたかもその指導を受けている学生であるかのように想像しながら，「今，ここ」での自分の関わりを点検してみるわけです。そして，視点移動したときの体験をベースにしながら，「どうして学生はこのような行動をとるのだろうか？」「この行動の背景には何があるのだろうか？」「それはこの学生の特性なのか？」「私が学生だったときはどうだっただろうか」などと，いろいろと想像をめぐらせるわけです（図 15，右側部分）。それらの体験から浮かんできたイメージやアイデアを，学生との関わりに反映させるのです。その際に最も指導者に求められるものは何かといえば，それは想像力（イマジネーション）と共感性だということになります。

無意識に高い期待を抱いているのでは？

　ここまでを振り返ると，そんな難しいことは自分にはできないと考える人が出てきそうですが，実はそれほど大変でも難しいことでもないのです。なぜなら，看護師ならば日々このプロセスを患者さんとの関わりで行っているからです。常に患者さんの立場や視点で，自分自身の看護を振り返ったり見つめ直したりしているはずです。ですから，行っていること自体（構造）はまったく変わりません。ただ，対象者が患者であるか，学生や新人であるかの違いだけなのです。

　しかし，なぜかよくわかりませんが，対象者が学生や新人といった「同業者」になると，途端にこの視点の変換・移動の作業がうまくいかなくなるようです。そういったケースを私は幾度となく見てきました。ここからは私の推測ですが，その見えない壁を創り出しているのは，指導者側が無意識に抱いている学習者（学生，新人）への非常に高い期待ではないかと思うのです。つまり「これぐらいのことはできて当然」「私が学生の時もできたんだから，この学生もできて当たり前。できないほうがおかしい」「これができないなんて論外で，努力不足。臨床はそん

なに甘くない。出直してきなさい」というような，ともすれば敵対的であるといえるほど強い期待が存在しているからではないでしょうか。それゆえに，相手を許すことができないわけです。もしそうだとすれば，それは学生側の問題ではなく，指導者側の問題になります。

　では，なぜそこまで高い期待をもつのでしょうか。それはひょっとすると，かつて自分が臨地実習指導を受けた時の体験によるものかもしれませんし，あるいは過去の家族関係のなかで身につけてきたものなのかもしれません。そこはじっくり探求してみる価値があるように思います。ただ1つ言えることは，その状態をそのまま放置しておいてよいことはないということです。自分自身をよく見つめ，その高すぎる期待が指導の妨げになっているのならば，一度キャンセルし，中立的な状態で関われるようにしなければなりません。そのためにも，自分のなかにある種の強い感情(拒否，拒絶)が湧きあがってきた時ほど，「ちょっと待てよ，少し冷静になってみよう。本当に今，ここでそれができないといけないのだろうか？」などと一呼吸おいて自問自答してみることが有効だと考えられます。

3

新人や学生の特徴を理解し，
関わりを工夫する

　看護学生にせよ，新人看護師にせよ，彼らが中堅やベテランの看護師とはかなり違ったものの見方をすることが，ここまでの解説でわかってきたと思います。まずはその違いが存在するということを認識しなければなりません。それが彼らへの関わりを工夫するうえでの前提になるからです。では，なぜ学生や新人が，中堅やベテランとは異なった思考をもつのでしょうか。その最も大きな要因は，看護に関わるリソースの少なさ，乏しさによるものだといってよいでしょう。つまり看護に関する知識，技術，経験が質・量ともに圧倒的に少なく，不足しているという点が，大きなハンディを生み，それが彼らの認知，感情，行動面に影響を与えていると考えられます。以下に，桑原[2]の表 12 を参照しながら，彼らのものの見方に関する特徴を理解し，それに基づいてどのような関わり方を工夫してゆけばよいかを考えてみましょう。

失敗に過敏になるより経験から学ぶ

　若い世代になればなるほど，失敗することに過敏になり，それをひどく恐れる傾向が強く見られます。誰しも進んで失敗をしたいと思う人はいないはずですが，しかし失敗することを過度に恐れてしまうと，何もできなくなってしまいます。ではなぜ失敗に対して過敏に反応してしまうのでしょうか。

　おそらくそれは過去の経験のなかで，失敗したこととそれによって誰か重要他者から強く叱責されたり，非難されたり，笑われたりするという何かしらの負の経験とがセットになっているからです。その時にいたく自尊心を傷つけられたりすると，それがトラウマになり挑戦できなくなってしまうということが起きます。それに加えて，自分自身に十分な実力がついていなかったり，不安や心配が強かったりすると，チャレンジそのものをしにくくなりますし，そのような状態でトライして失敗する確率は極めて高くなってしまいます。そうすると，失敗を

表12　経験学習からの成長に影響を与える「ものの見方」

困難な場面で陥りやすいものの見方		信頼・成長・成果につながりやすいものの見方	
失敗回避	失敗したらどうしよう。失敗するくらいなら，やらないほうがましだ。	経験学習	たとえうまくいかなくても，経験から学び次に生かしていければよい。
マイナス着眼	こんなこともできないなんて，自分はダメなのでは，向いていないのでは。	プラス着眼	できているところもあるはずだ。少しずつ進んでいけば，結果は出るはずだ。
意味限定	この仕事をやる意味を感じない。もっとやりがいのある仕事ならがんばれるのに。	意味付け	この仕事にも意味があるはずだ。ここを乗り越えられれば，○○が得られる。
否定の恐れ	相手や周囲にどう思われているだろうか。ダメな人だと思われたくない。	率直に出す	わからないことは素直に聞いたほうがよい。本音や気持ちを素直に伝えたほうがよい。
思い込み	自分の考えややり方は間違っていないはずだ。	視野拡大	自分の考えややり方が正しいとは限らない。いろいろな選択肢を考えよう。
抱え込み	周りに迷惑はかけられない。自分で何とかしなければいけない。	巻き込み	役割と責任を果たすためには，周囲の力を借りることも必要だ。

〔(2)桑原正義(2017)より一部改変〕

するかもしれないという心配（予期不安）が，まさに現実となって出現することになります。これを予言の自己実現（成就）といいます。これではますます新しいことに挑戦できなくなってしまいます〔→ Case 5「強いプレッシャーから不安に押しつぶされそうになっている」(37頁)，Case 13「患者さんから関わりを拒否された」(114頁)を参照〕。そうなると，「自分が傷つくぐらいなら，むしろ何もせず，じっとしているほうがよい。そのほうが安全だ」という思考が強く働いてしまう可能性が高くなり，成長できなくなってしまいます。なぜなら，何か新しいことを学び成長するためには，どこかで冒険をする，リスクを取る（引き受ける）ということが不可避だからです。リスクを取らなければ，成長はできないのです。

　もちろんそれは，何か新しいことを学ぶ際に，闇雲に取り組めばよいということではありません。むしろ慎重に，そして十全に準備し，練習を重ねたうえで，新しいことに取り組む姿勢は，非常に大切です。しかし，準備したらどこかで意を決して，「えいや！」とジャンプ（行動）してみることが重要なのです。

　もし学生や新人が失敗することに過敏になり，ついネガティブな思考や姿勢に陥っているのだとしたら，そのときの指導者側の構えとしては，

　①失敗しても過度に叱責したり，非難しない。ましてや人格攻撃などはしない。

　②「失敗しても私たちがフォローするから大丈夫だよ」と伝える。

　③「失敗したことから教訓を得て次に生かせばよい」と伝える。

　④同じ失敗を繰り返さないように，事前に十分対策を練ってから実行させる。

　⑤対象者の努力と取り組みの姿勢についてはしっかりと認めてほめる。

という5点を実践する必要があるように思います。失敗に対して過敏になりがちな対象者に対しては，指導者の側からの勇気づけが，非常に大切になります。

マイナス着眼からプラス着眼へ

　指導者もそして学習者も，本人のもつ長所やプラスの側面に注目し，それを伸ばそうとするよりも，むしろできていないところや欠点に注目し，そこを矯正しようとする傾向が強いのは，日本の学校教育による影響かもしれません。このことは，よく言えば現状に満足せず，より高いレベルに到達させたい(したい)という気持ちの表れととることができます。しかし，私は初学者に関して言えば，できていないところに注目し続けることの弊害のほうが多いと考えます。なぜなら初学者はできないところが多すぎて，そこだけに注目し続けると本人が絶望的な気持ちになり，やる気を失ってしまう可能性が高くなるからです〔→ **Case 6「言葉遣いや態度が横柄だと患者さんからクレームがついた」**(45頁)参照〕。真面目な学習者ほど，そのような傾向をもっており，「こんなこともできないなんて，自分はダメなのでは。向いていないのでは」というふうについ考えてしまい，自分自身を責めてしまうわけです。

　人が成長・発達を遂げてゆくためには，バランスの良いものの見方や考え方を身につけなければなりません。ここでいうバランスの良いものの見方というのは，物事の両面をしっかり見るということです。つまり物事の良い面と悪い面，できている面とできていない面，プラスの側面とマイナスの側面を指します。物事にはできていない部分もあれば，必ずできている部分もあるはずです。もし今，指導者である自分に，学習者のできているところが十分に見えてないのであれば，何か見落としをしているのではないかと考えて，もう一度探してみる必要

があります。もしうまくいかない状態(スランプ)に陥ったとしても，もう少し続けてゆけば必ずできるはずだと捉え直してみるのです。このように，まずは指導者が，学習者のマイナスの側面だけに着眼するのではなく，プラスの側面，つまりできているところ，あるいはがんばっているところにも注目し，その部分を言語化し，フィードバックできるようになれば，それは学習者に対して多くの勇気と自信を与えることにつながります〔→ Case 6(45頁)，Column ❶「フィードバックの理論と実践法」(54頁)参照〕。

　もちろん，根拠のないフィードバックや単なる気休めのフィードバックでは説得力がありません。たとえそれがどんなに小さな行動・出来事であってもいいのですが，必ず事実でなければなりません。そして，見つけた「できている」「やれている」「がんばっている」という事実を，学習者に随時フィードバックしてゆきます。学習者の行動のプラスの部分にしっかり目配りをして，そこを拡大できるように働きかけてゆくと，それは学習者の自信につながります。その結果，彼らも自分の状態をバランスよく見ることができるようになります。つまり物事の全体像を捉えられるようになるわけです。見方が変われば，感情も変わり，行動も変わります。具体的には，段々できるところが増えてきて，自信がついてきます。すると積極性・自発性・創意工夫などの行動がより多く見られるようになります。

　他者の短所や欠点のみが気になって，そこばかりに注目してしまうという指導者は，おそらく自分自身に対しても厳しい見方をしているではないでしょうか。そのような方は，おそらく自身の長所よりも欠点のほうが気になっているはずです。そのことは自己を向上させるという点では役立ちます。しかし過度に厳しい見方を自身に向ける方は，そのような見方を他者に対しても行いがちだといわれています。ですから，他者の長所やプラスの側面を発見しようとする場合には，まずは観察者である自分の長所(がんばっているところ，できているところなどのプラスの側面)についてしっかり意識化し，受け入れることが求められます。

　自分自身に対するバランスの取れた認識(よい所も悪い所も両方について偏りなく認められるような状態)をもてると，他者の長所や特徴についても徐々に見つけやすくなってゆくはずです。その意味からも，まずは自分のよさをたくさん見つけてゆくことから始めることをお勧めします。

仕事の意味を限定的に捉えるよりも
個々の仕事に意味づけを行う

　学生はもちろん新人も，看護という仕事の全体像を知るという域には達していません。そのような状態に達するのは，中堅やベテランになってからだと思います。仕事の全体像が把握できていると，今，自分が取り組んでいることや，これからやろうとしていることが，仕事全体のどこに位置づけられるのか，どこに向かっているのか等を理解しながら進めてゆくことができます。つまり納得しながら前に進むことができるわけです。しかし，全体像が見えない学生や新人は，何のためにやっているのか，そもそもこの仕事はやる意味があるのかどうか，自分がやっていることはどこに向かっているのかなどがわからなくなり，仕事に対するモチベーションが低下してしまいます。なぜなら仕事の意味を限定的にしか捉えられない状態に陥ってしまうからです。そのような経験が積み重なると，学生や新人は，「この仕事の意味が感じられない。もっとやりがいのある仕事ならがんばれるのに」などとつい考えてしまうわけです。

　人間は常に意味を求める存在です。ですから，上述したような状態に彼らが陥ったのであれば，「今取り組んでいる仕事に，どのような意味があるのか」「何のためにやっているのか」「何を達成しようとしているのか」「それはこれから行うことの何にどう役立つのか（貢献しうるのか）」などについて，指導者がある程度説明をし，意味づけをして彼らにフィードバックしなければなりません。もしすぐに成果が得られない場合でも「もう少しがんばってみると，やがて成果が実感できるようになるから，信じてやってみて」とか，「この仕事をやり遂げることは，あなたの今後のキャリアの○○の点で役立つから，今は苦しいかもしれないけど少しがんばってみよう」などの励ましが大きな支えになるのです〔→ Column ❸「成人学習の 5 原則」（100 頁）参照〕。

　いちばん不適切なやり方は，「学生や新人のくせに，いちいち文句を言わないの！　先輩や指導者の言う通りにやっていればいいのよ!!」などと上から目線の強圧的な姿勢で指導を行うことです。そのような関わりは，指導者や先輩看護師に対する盲目的な服従だけを強く求めるものであり，看護の学びには一切つながりません。むしろ権威に従順で卑屈な看護師を生み出すことになります。学生や新人の立場になれば，右も左もよくわからないなかで，やらなければいけないこ

とをなんとかこなすだけで精一杯の状態です。今，自分がやっていることが，一体どういう意味をもつのかを自分で見つけられればたいしたものですが，それはできないと考えたほうが自然です。だからこそ外部から，つまり指導者や先輩看護師たちが行う意味づけのサポートが必要不可欠になってくるのです。

否定されることへの恐れが強い状態から，わからないことを率直に聞く・伝える姿勢へ

　人間誰しも，自分が考えたことや取り組もうとしていることを他者から否定されたり，批判されたりするとショックを受けます。できれば否定されたくない，批判されたくないという思いを抱くのはごく自然なことだと思います。しかし，最近の若者を見ていると，他者からの否定や批判を過度に恐れる傾向が強くなってきているように見受けられます。そこには否定されることを極度に恐れ，それを徹底的に避けようとする心の働きが見て取れます。このような傾向が強くなりすぎると，「否定されたり，批判されないためにどうしたらよいか」という思考だけが先に立ってしまい，できるだけ何もせず，無難に行動することで事態を回避しようとします。また，否定や批判を極度に恐れるようになると，常に周囲の人々の自分に向ける眼差しそのものが非常に気になり，それを過剰に意識するようになってきます。「私は周囲の人々からどう見られているのだろうか」「どんな人間と思われているのだろうか」「皆は私をダメな人間だと思っているのではないか」云々を延々と気に病むことになります。一度他者から向けられる眼差しにくぎ付けにされてしまうと，そこに多大なエネルギーを注がねばならなくなります。その結果，本来自己成長のために向けなければならないエネルギーが大幅に不足してしまいます。そうなると，この苦境から抜け出すのは容易ではありません〔→ Case 5「強いプレッシャーから不安に押しつぶされそうになっている」(37頁)，Case 7「与えられた課題が重すぎて，つぶれそうになっている」(59頁)，Case 13「患者さんから関わりを拒否された」(114頁)参照〕。

　では，どうしてそれほどまでに否定や批判を恐れ，他者の眼差しが気になるのでしょうか。その理由の1つは，自分への信頼感，つまり自信が不足しているからだと考えられます。自信が十分にあれば，それほど外界のことを気にしなくてもよいはずだからです。では，確かな自信はどのようにして獲得できるのかと

いえば，それは成功体験の積み重ねによるしかありません。できた，やれたというたくさんの事実の積み重ねのうえに，自信というものは築かれてゆくからです。ですから，自信はすぐには形成できず，確固たる事実の裏づけによってのみ得られるものであり，時間をかけて培ってゆくしかないのです。

　次に，どのようにして否定や批判への恐れから解き放たれ，学びの世界に入ってゆけるようにするかを考えてみましょう。根本的な解決法としては，前述したように，小さな成功体験を積み重ね，自信を得てゆくことが必須になります。しかしそれには時間がかかるため，ここからは，学生や新人たちがもう少し気楽にそして簡単に取り組める方法として彼らに対して次のように伝えてみましょう。

- わからないことが出てきたときには，あれこれ考えず素直に「○○についてよくわからないので教えてください」と，周囲の人々に尋ねてみる。それが新しい学びの世界にエントリーするうえで，もっともシンプルかつ有効な方法である。
- 人は「ぜひ知りたいんです。よろしくお願いいたします」と自らの頭を下げて教えを請う人を邪険にはしない。

　看護というプロフェッショナルな世界で生き残ってゆくためには，かなり高度な実践力を身につけなければなりません。実力をつけたものが勝ちなのです。ですから，わからないことは，どんどんわかる人に聞いてゆくという姿勢を初学者の段階から身につけなければなりません。そして，このことは，指導者や先輩看護師が後輩たちを指導する際に注意しなければならないことでもあります。つまり，どんどん質問をしていいのだということや，知りたい気持ちをもち続けることがいかに大切なのかということを何度も強調し，その教えのとおりの関わりを対象者との間でも体現してゆかなければならないのです。

　この点を確実なものとするためには，指導者や先輩の言行一致とその一貫性が問題となります。「わからないことがあったら，どんどん聞いていいんだよ」と言いながら，いざ看護学生や新人看護師が勇気を奮って質問しにきたら，露骨に嫌な顔をしたり面倒くさそうに対応したりすると，それは言行不一致となります。このような関わりをされると，彼らはそのような行動をとる指導者や先輩を信じられなくなり，やがて関わりを避けるようになります。あるいはもう二度と声をかけてこないかもしれません。

　対象者から声をかけられた時に，どうしても忙しくて対応が難しい時には，「ごめんね。今，ちょっと対応できる状態にないから，あと 15 分待ってくれるかな？　もし，緊急の用件だったら，○○さんに聞いてもらったほうがよいかもしれないけど，どっちがいい？」というような言い方をすればよいだけの話です。学生や新人が，わからないことを指導者や先輩に聞くというのはなかなかに勇気がいることであり，ハードルの高い行動であることだと認識しましょう。そして彼らが大いに期待して指導者や先輩のもとにやってきたのだということを忘れないで対応したいものです。そして，だからこそ，わからないことを聞きにきた時には，その事実をしっかりと受け止め，伝えられたことを高く評価することだと思います。決して，それができるのは当たり前ではないのです。

　意外に思われるかもしれませんが，実は自分にわからないことがあるという認識は，自分自身を俯瞰して捉える力がないとできません。「わかるところは○○で，わからないところは△△で」と区別して認識するには，自分の状態を突き放してみる，つまり対象化能力が必要になります。このような区別ができるということは，学びのプロセスからいえば，かなり進んだ状態だといえます。むしろ，多くの場合には，自分はどこがどうわからないかもよくわからず，混沌としていて，手のつけようがないということのほうが多いように思います（→ **Case 2**「何がわからないかがよくわからなくて，混乱している」（10 頁）参照）。その意味からも，わからないということを，人に聞けるということのすごさを指導者側がよく認識しておく必要があると思うのです。

思い込みが強い状況から，視野を広げて考えるようにする

　すべての初学者に共通する特徴とまではいえませんが，割とよく起こりがちなのは，彼ら自身が見たり，聞いたり，考えたりしたことが間違っている可能性もあるということに考えが及ばず，「自分の考えややり方は間違っていない。絶対正しい」と思い込み，頑固に自説を主張し続けるということです。

　そのような対象者のかたくなな姿勢や態度を見ていると，指導する側にはある種の腹立たしさが湧いてきて，つい批判したくなったりけんかをしてしまったりということも起きてきます。では，なぜ対象者は，そのような柔軟性のない姿勢や態度を取ってしまうのでしょうか。

　1 つ考えられることは，彼らの有している知識・技術・経験は量も質も貧弱で，さまざまな選択肢を思いつかなかった，考えられなかったからではないでしょうか。簡単にいえば，今，自分の手の内にある持ち札だけでしか考えられないため，どうしても選択肢が限られワンパターンになるのだと思われます。一種の視野狭窄状態に陥っているというふうに言ってもよいかもしれません〔→ **Case 11**「自分のやり方に固執して，柔軟な対応ができなくなっている」(92 頁)参照〕。そのような心理状況下において，多様な選択肢を自分の力で創案・創出してゆくというのはかなり困難です。

　また人は，いきなり責められたり，自分の意見や主張を最初の段階で否定されると，自分を守るためにますます頑固に自説を主張し続け，他者の意見や助言が耳に入らなくなることがあります〔→ **Case 6**「言葉遣いや態度が横柄だと患者さんからクレームがついた」(45 頁)参照〕。ですから指導者が最初になすべきことは，責めたり非難することではなく，しっかり彼らの主張を聴くことなのです。具体的には「なぜそのような考えをもったのか」などについてじっくり聞いてみるのです。彼らもしっかり聴いてもらえば，少なくとも気持ちは落ち着きます。気持ちが落ち着けば，少し冷静に考える余地が生まれます。頭を冷やした段階で次に行うことは，彼らが主張・提案する選択肢の内容に関して，そのメリット・デメリットについて一緒によく検討することです。そして，両者のどちらが大きいのかを冷静に判断することです。また両方の検討をするなかで，メリットを最大化し，デメリットを最小化するためのオプション(他の選択肢)を淡々と検討することです。このような関わりをすることは，対象者に対して「あなたの主張が正しいとは限らない。他にも選択肢があるかもしれないので，一緒に検討してみよう」ということを直接，伝えるのではなく，実際の話し合いという間接的な形で伝えることになります。

　対象者が提案した事柄を検討する段階で，デメリットのほうが大きいことが判明し，かつ対象者自身にはそのデメリットを克服する方法は思いつかないと仮定しましょう。ここで初めて，指導者が考えついた新しい選択肢(最善のプラン)の提案をしてみるのです。実はこれぐらいのプロセスを踏まないと，人は自説を曲げたり，新しい提案を受け入れるということをしないものです。時間はかかりますが，丁寧に段取りを踏んで話し合いのプロセスを進めてゆくことをお勧めします。

　なお，新しいプランを提案した際に，いきなりそれを実行させるのではなく，

本当にそれが対象者に実行可能かどうかを検討することも非常に重要になります。もし，実行可能であるとなれば，即実践してゆけばよいと思いますし，それが難しいとなれば，まずはできない理由を一緒に探ります。何にせよ，新しいやり方を実践するということになった場合には，いくばくかの不安や心配はつきものです。ですから多くの場合，まずは指導者がよく説明をしたうえでやり方を見せ，それを対象者に観察させます。次に対象者にどんどん練習をしてもらいつつ，フォローをして自信をつけさせ，本番での実践につなげるという流れにするとよいと思います。

　これまで述べたように，対象者の思い込みが強く，自分の考えややり方は間違っていないと主張する時には，対象者のもつリソースの乏しさという背景に目を向けつつ，まずは彼らなりの理由や根拠をよく聴くことです。そして，必ずしも答えは1つとは限らず，いろいろな考え方ややり方があるのだということを，一緒にディスカッションをしながら伝えてゆきましょう。新しいやり方を実践する場合には，観察学習や適切なフォローを組み合わせてサポートしてゆくという方法が有効だと考えます。

ひとりで仕事を抱え込む状況から，周囲の力を借りて巻き込むように

　学生にせよ新人にせよ，その行動特徴の1つとして，ひとりで仕事を抱え込んでしまって処理できず，結果的に破綻してしまうことがあります。そこには，大きく分けて2つの背景があると思われます。

　1つ目は「周囲に迷惑をかけられない。自分で何とかしなければならない」という対象者なりの思い込みと強い義務感や切迫感がある場合です。

　このようなケースの場合には，当然ながら周囲に非常に気を遣うタイプの対象者だと考えてよいでしょう。このような気持ちを抱くに至った状況をよく調べてみると，先輩たちが非常に忙しそうにしていて，とても声をかけられるような状況ではなかった，泣く泣く自分でやってみて結局うまく行かず，先輩から怒られるというような例が数多く報告されています。したがって，このようなタイプの学習者には，常日頃から周囲のスタッフのほうから意識して声かけをしてゆくことが重要な意味をもちます。

　具体的には，「わからないことや初めて取り組むこと」「あやふやに理解していること」「自分ひとりではできそうにないこと」については，たとえ先輩たちが忙しそうにしていても，必ず「声をかけて手伝ってもらうこと」を繰り返し伝える必要があります。そして自分ひとりで抱え込んで，結局うまくいかなければ，看護師あるいは看護学生としての役割や責任を果たしたことにはならないばかりか，患者さんに迷惑をかけてしまうことを強調します。そして周囲の力をうまく借りてやり遂げてゆくことは決して恥ずかしいことでも何でもなく，自分ひとりでやり遂げなくてはならないなどということも一切ないこと。そして自分の役割と責任を本当に果たしたいのならば，むしろ周囲のスタッフの力を積極的に借りて共に成し遂げたほうが意味があることを，くどいくらい繰り返し伝えます〔→ Case 1「優先順位がうまくつけられない」(2頁)，Case 2「何がわからないかがよくわからなくて，混乱している」(10頁)，Case 3「実際は大丈夫ではないのだが，つい「大丈夫」と言ってしまい失敗する」(20頁)，Case 4「同じミスを何度も繰り返す」(29頁)，Case 7「与えられた課題が重すぎて，つぶれそうになっている」(59頁)参照〕。

　同時に，実際困った場面では，必ず彼らをひとりで放置せず，フォローするしかありません。早い段階から，同僚と協働して1つのことを成し遂げてゆくという体験を数多く積ませることは，チーム医療を実現してゆくうえでは必要不可欠なものです。

　2つ目は，自分のできなさ加減を他の人たちに知られたくない，人前にさらしたくないという気持ちが非常に強い場合です。

　この場合は，自分の欠点を隠すために，ひとりですべてを抱え込んで処理をしてしまおうとする動きが顕著になります。それが失敗に終わったとしても，あたかもそれがなかったかのごとく処理してしまうことも起きます。この場合についても，ひとりで仕事を抱え込んだりしないで，必ず周囲の力を借りる，周囲を巻き込んで一緒に達成してゆくという，1つ目の背景で提示した対応の原則を繰り返し伝える点は最初のケースと同様です。

　しかし，それ以外にもこのケースについては，対処の仕方を工夫する必要があります。なぜなら，仕事を抱え込む要因が自分のできなさ加減，ダメさ加減を隠すためだからです。つまり，本来身につけているべき基本的な知識や技術のなかに欠如した部分が多く存在するということが考えられます。そのような行動をす

る背景を見てみると，「できない事実がばれてしまうと非常に恥ずかしい。プライドが傷ついてしまう」「先輩たちから呆れられて，見放されてしまう」という強い心配や不安の存在があるのかもしれません。また，同期で入職した仲間たちがいる場合には，彼らと比較されて惨めな気持ちにさせられることをひどく恐れているなども考えられます〔→ **Case 5**「強いプレッシャーから不安に押しつぶされそうになっている」(37頁)〕。

　このような状態への根本的な対処としては，基礎的・基本的知識や技術の再トレーニングしかありません。つまり弱点の徹底的補強をすることになります。身につけるべき看護のわからないところ，できないところに立ち戻って，それらをとことんやり直し(再学習)，着実にわかること・できるところを増やしてゆくことが，結局は早道だということです。

　本人にやれること，できることが増えてくれば，自信もついてきます。自信がつけば，隠しごとをしないでも大丈夫だという構えが形成されてゆき，防衛的姿勢が和らぎます。ですから，このタイプの対象者を支援する場合には，どうしても時間と手間のかかることが予想されます。対象者自身による努力はもちろんなのですが，周囲のスタッフの献身的な援助がぜひとも必要になるので，病棟にとっては非常に負担の大きいケースだと言ってよいでしょう。しかし，手間と時間がかかっても，早期の段階で適切な支援を行わなければ，最終的には経験年数と臨床的な実力が釣り合わなくなります。そして周囲から疎んじられ，やがては孤立し離職につながりかねません。その意味からも，できるだけ早期の段階から，仕事をひとりで抱え込みがちな傾向をもつ対象者のタイプをよく見極め，その特徴を踏まえた関わりをしてゆかなくてはなりません。

バッドフローに入らないように気をつける

　これまで看護学生や新人看護師が陥りがちな思考・行動の特徴(失敗回避，マイナス着眼，意味限定，否定の恐れ，思い込み，抱え込み)を1つひとつ見て，理解を深めてきました。これらの特徴は，彼らをバッドフロー(悪い循環サイクル，図16[3])に入りやすくします。なぜなら，上述したような傾向が強くなればなるほど，自分本位で，受け身的，保守的，回避的な行動をしてしまうからです。当然そのような行動や態度を取られた指導者や先輩は腹を立て，厳しい態度

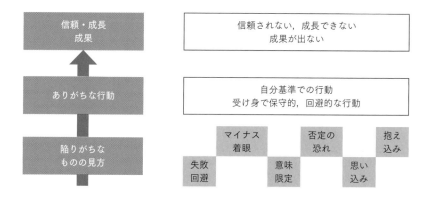

図16　ものの見方が転換できない場合のバッドフロー

〔3〕桑原（2017）より一部改変〕

で彼らに接することになるでしょう。それを受けて，学生や新人も態度をさらに硬化させ，もっと意固地になってしまうという悪循環が生まれやすくなります。しかも，そのような関わりを続けてゆくうちに，対象者は指導者や先輩たちから信頼されなくなり，十分な指導を受けられず，成果を出せず，成長もできないという最悪の状態に陥ってしまう可能性が出てきます。

　このような事態が起きることを防ぐためには，これまで個々のカテゴリー項目で述べてきたように，指導者側が個々の対象者の特徴や状態をよく把握したうえで，困難な場面で陥りやすいものの見方を，信頼・成長・成果につながりやすいものの見方へと転換できるように，根気強く働きかけてゆくしかありません。人の認知はなかなか変化せず，とても時間がかかります。前述した働きかけを継続的に行うことで，対象者の成熟度（自信）が徐々に増してゆき，学生あるいは新人としての安定した行動が取れるようになり，成長につながるよい循環が生み出されるようになるのです。

引用文献
2) 桑原正義（2017）図表3 経験学習からの成長に影響を与える「ものの見方」，特集　個を生かす安心と信頼のマネジメント，RMS Message，46：36.
　https://www.recruit-ms.co.jp/issue/feature/0000000576/（2021年1月21日閲覧）
3) 桑原正義（2017）図表4 ものの見方が転換できない場合のバッドフロー，特集　個を生かす安心と信頼のマネジメント，RMS Message，46：36.
　https://www.recruit-ms.co.jp/issue/feature/0000000576/（2021年1月21日閲覧）

4

教と育の関係
（語源，モデル，歴史，アプローチ）

教と育という２つの漢字の語源

　日本語の「教育」という言葉は，「教」（教える）という言葉と「育」（育む）という２つの言葉から成り立っています。ということは，どちらが欠けても「教育」にはならないということを意味しています。まず「教」と「育」がどんな意味をもった言葉なのかを，その語源に遡って検討してみることにしましょう。そうすることによって，言葉のもつ本質に近づけます。今回，参考にした文献は白川静氏が残された『常用字解』(平凡社)』という辞書です[4, 5]。この辞書には，われわれが常用する漢字の成り立ちや本来の意味などが簡潔明瞭に記載されていて，とても興味深い内容となっています。皆さんもぜひ，一度手に取って中身を見てみてください。

　最初に「教」の文字について見てゆきます。これは，実は左側と右側に分けて考えることができます。まず左側ですが，ここも上部と下部に分けて捉えることができます。上部は「爻（コウ）」と呼びますが，それは屋根に千木のある建物，つまり神聖な建物であることを示し，これが後に「校舎（学び舎）」を意味する言葉となってゆきます。下部の「子」の部分ですが，上述した校舎で学ぶ子ども達という意味になります。この左側の部分全体が「学ぶ」ということを意味しているという点にも注目してください。教という言葉のなかに，学ぶという言葉が含まれているということは，教えることと学ぶことは本来別物ではなく，両者が一体であり，つながっているのだということを暗示しているように思えます。教えることは学ぶことである，あるいは学ぶことは教えることにもつながるということを伝えようとしていると考えられるでしょう。

　次に，右側の「攴（ボク）」を見てみましょう。これは鞭（むち）を表す言葉です。ここから鞭で打って励ますという意味になってゆきます。現代を生きるわれわれも時折，時候の挨拶文などに「大変お世話になりました。これからもご指導，ご鞭撻のほど，よろしくお願いいたします」という文章を特に意識せずに書いていると思います。

その意味するところは，私をこれからも「鞭打って励ましてください」ということになります。もっとも，教鞭を執るという時の「鞭」は竹や木片でできた小さな棒切れのようなもの，今でいうポインターのようなものだったのですが。

　さて，この「教」ですが，左側と右側の言葉の意味を合わせると，校舎（学び舎）で学ぶ子どもたちを鞭で打って励ますというような意味がここから派生してくることになります。おそらく，この漢字が成立した時代には，村の長老たちが，神社の本殿のような場所に子どもたちを集めて，そこで手に鞭を持ちながら教育を行っていたのではないでしょうか。このように見てゆくと，「教」という漢字にやや厳しく男性的なイメージを抱かれると思います。指導者がいて，その人が未熟な学習者を直接的に厳しく教え導いてゆく。学習者はその教えに従って，粛々と学習を進めてゆくというような情景が浮かんできませんか。ここから，教師中心主義や指導型アプローチという考え方が派生してゆくことになります。これは次項で詳しく述べる「粘土細工モデル」「導管注入モデル」という教育モデルとも深い親和性をもってきます。

　次に「育」の文字の語源について見てみましょう。この文字も上部の「𠫓」と下部の「月」に分けて見ることにします。まず上部の「𠫓」の部分ですが，ここは，子どもが頭を下にして生まれてくるという姿を表したものだといわれています。なお，育のもとの字は「毓」です。「毎」は母の姿。その母親の後ろに生まれ落ちる子どもである「𠫓」の頭に髪の毛のある「<ruby>㐬<rt>とつ</rt></ruby>」を加えた形です。正常分娩の場合，子どもは頭を下にしてお母さんから生まれてきます。ここがひっくり返ると逆子になりますね。つまり，上の漢字の部分は，子どもが頭を下にして，今，まさに生み出されようとしている姿を意味しているといわれているのです。下部の「月」の部分は，肉づきとも呼ばれ，生まれ出た子どもが，お母さんから母乳をもらって，どんどん栄養を吸収して，大きく育ってゆくことを表しているといわれています。

　この「育」という漢字の語源からは，「教」と言う漢字の語源から受けたイメージとは随分異なるものを感じられるのではないでしょうか。こちらの文字からは非常に母性的でやさしく温かいイメージが伝わってきます。子どもがこの世に誕生する最初の出発点はもちろん，お母さんのお腹の中なわけです。しかし，生み出された後は，子どもは母親からどんどん栄養をもらい，自分で大きくなってゆ

く。母親はそれを積極的に支援したり，見守ったりするような，やや間接的な役割を担うことになります。主人公はあくまでも子どもです。子どもは自分自身の力でどんどん伸びてゆく。母親は直接的な指導者というよりも，間接的な支援者あるいは援助者という役割を取りながら，子どもの成長・発達を支えてゆくことになります。このようなところから，学習者中心主義や学習援助型(経験支援型)アプローチという考え方が出てくるわけです。そして，後に詳しく述べる「植物栽培モデル」「有機体モデル」と深い関係をもってゆきます。

　次に，教育のモデルについても考えてみましょう。これに関しても，大別すると「教」「育」どちらを重視するかで，2つのモデルがあります。それについては，松浦の『教育と成長』を参照しながら見てゆきましょう[6]。

「教」を重視したモデル：粘土細工モデル，導管注入モデル

　「教」を重視したモデルは，別名「粘土細工モデル」とか「導管注入モデル」といわれています。「粘土細工モデル」とは，教える側が対象者を粘土に見立て，自分自身の思い通りに細工をしてゆき，自分の目指す理想形を作り上げるようなイメージのモデルです。「導管注入モデル」とは，教える側と学ぶ側が1つの導管でつながっており，それを通して，教える側の知識なり技術が一方的に学ぶ側に注入されていくようなモデルになります。この場合，学ぶ側の素地は白紙になります。何もないところに，次々と知識や技術が流し込まれ，書き込まれてゆくようなイメージです。

　このような考え方は，イギリス経験論の父と呼ばれる哲学者ジョン・ロックのいう精神白紙説(タブラ・ラサ：tabula rasa)と共通点をもちます。タブラ・ラサとは蝋などを引いた書字版の字を消して何も書き込まれていない状態にした書字版，つまり白紙状態のことを指します。ロックは，我々の心は白紙のようなものであり，そこに感覚や内省作用によって，さまざまな観念が書き込まれるのだと主張しました。これを教育に引き寄せて言えば，書き込む主体は教師であり，書き込まれる客体は学習者ということになります。

　ここでは，圧倒的に豊富で正確な知識，技術をもつ指導者が，学習者に対して教え込み，刷り込み，叩き込むようなイメージをもつモデルだと理解してください。それゆえ，教師中心主義という考え方と結びつくのです。

「育」を重視したモデル：植物栽培モデル，有機体モデル

　「育」を重視したモデルは，「植物栽培モデル」とか「有機体モデル」と呼ばれます。どちらも植物を栽培するようなイメージで人を教育してゆくモデルです。

　植物を上手に栽培するためには，水，肥料，温度，日光などの環境条件を適切に整える必要があります。水をやり過ぎたり，肥料をやり過ぎたり，日光に当て過ぎたりすると枯れてしまいます。植物に対して適切なタイミングで，適切な量の栄養や水，光を与えてゆく必要があります。したがって，いつ，それらを与えるのかという見極めが大事になります。つまりアセスメントです。その見極めと関わりがうまくゆけば，植物は自分のもつ力でどんどん伸びてゆくわけです。過剰な働きかけはむしろ成長の邪魔になるので，周囲の人間たちは，あくまで植物の環境を整えるように周辺整備に徹して，本当に必要とされるときだけ関わるわけです。

　もちろん，ここで想定している植物とは，学習者のメタファー（隠喩）です。水や肥料を与え，日光に当てる役割の人が指導者になります。このようなイメージから，学習者中心主義の考え方と結びついてゆくことになります。つまり伸びてゆく主体はあくまでも学習者自身であり，周囲の人たち（教師，指導者たち）はその援助者あるいは支援者という副次的な位置づけになります。

学習者の成熟度に応じた指導方法の工夫

▶ 2つのモデルのメリット，デメリットを認識する

　2つの教育モデルを紹介しましたが，皆さんはどちらのモデルにより強い魅力を感じたでしょうか？　多くの場合には，この2つのモデルを組み合わせたハイブリッド版のような形で，教育や指導を行っていることと思います。ただ，話をわかりやすくするために，少し極端に考えてみましょう。自分自身が，もし1つのモデルしか採用できないとしたら，どちらを選ぶだろうかと考えてみるのです。ここは敢えて二者択一にしましょう。そのときに3つのことに注意をする必要があります。1つ目は，自分がどちらのモデルをよく好み，用いているのかということをしっかり意識化していること。2つ目は，どちらのモデルを用いる

にせよ，そのメリットとデメリットの両方をよく理解していること。3つ目は，そのメリットを最大化し，デメリットを最小化するための努力を怠らないことです。

　当然，どちらかのモデルさえ用いれば，完璧な教育ができるということはありません。どのようなモデルであっても，必ず長所と短所をもっていますから，要はそれをよくわかっていて使うのか，それとも無自覚に使うのかの違いです。もし無自覚に使用していれば，そのモデルのもつ短所をカバーすることは難しくなります。逆にしっかり意識化できていれば，デメリットを最小化しようとすることがある程度可能になります。

　では，「教」を重視した粘土細工モデルのもつメリット，デメリットとは何でしょうか。学習者が初学者である場合，最初から自分の力で考えなさいというのは無理があるわけです。よって，いわゆる基礎的・基本的な概念や技術は，しっかりと他者から教えてもらったほうが早くかつ正確に身につけることができます。指導者の力量にもよると思いますが，こちらのモデルでは，かなり効率的・効果的に教えることが可能になるというメリットがあります。一方で，どうしても指導者に依存する傾向が強くなるというデメリットがあります。自分で考えたり，工夫したりすることが少なくなり，応用力が育ちにくくなる可能性があるわけです。

　「育」を重視した植物栽培モデルは，学習者の側にイニシアチブがありますから，創意工夫をしながら，高い動機づけのもとで学習を進めることができます。「好きこそものの上手なれ」という言葉がありますが，好きなこと，興味のあることは自らどんどん学習するため，取り組んだ事柄については，かなり高度なことまで身につけることも起こり得ます。つまり応用力，創意工夫する力，創造性などの開発にはこちらのアプローチが向いているといえるでしょう。このモデルのデメリットとしては，どうしても学習者の興味・関心に依存した学習になりがちなため，学習者の好き嫌い，得意・不得意によって，積極的に学習する内容とまったく取り組まない内容にくっきり分かれる傾向が強く現れるということです。その結果，基礎・基本の徹底というところで，抜けや盲点が生じやすくなり，バランスのよい発達を遂げにくくなるという状況が生じる可能性があります。

　2つのモデルの比較を表13に示します。どちらのモデルを用いるにしても，必ずメリットとデメリットの両方が存在することを認識しておく必要があります。

表 13　粘土細工モデルと植物栽培モデルとの違い

教育の モデル	関係する アプローチ	特徴	メリット	
			教師にとって	学習者にとって
粘土細工 モデル (導管注入 モデル)	・教師中心主義 ・指導型アプローチ ・教え込み，刷り込み，叩き込み	教える側が全面的に責任を負って，わかるまで，できるまで教える。	・思い通りにできるのでストレス小。 ・自分自身の理想形の実現がしやすい。 ・基礎・基本の徹底がしやすい。 ・学生や新人の能力の凸凹を小さくしやすいため，バランスのよい発達を促せる可能性が高まる。 ・比較的短期間に効率よく教えることが可能である。	・教師に依存していれば事が進む。すべてお膳立てしてもらえるので気楽。 ・教師への信頼感があれば，学習へのモチベーションを保ち続けることは容易。 ・教師の教え方などがうまければ，能力がぐいぐい伸びる可能性がある。

教育の モデル	関係する アプローチ	特徴	メリット	
			教師にとって	学習者にとって
植物栽培 モデル (有機体 モデル)	・学習者中心主義 ・経験支援型アプローチ ・待つ，見守る，支える	・学習者（学ぶ側）の本来もっている潜在的資質や可能性の発現にかける。 ・教える側は学習者ができるまで待つ，見守る，必要に応じて支援する。	・学習者のペースでやってもらえるので，教師側に心的余裕ができる可能性がある。 ・ただしその時にぼやっとしないで学習者をよく観察し，今ここから何をするべきかというアセスメントを行う必要がある。そのような観察力やアセスメント能力が指導者側に高まる可能性がある。	・自分のペースで，やりたいことをやりたいように試行錯誤しながら取り組めるため，学習のモチベーションを高く保ちながら学習できる。 ・それゆえ，創意工夫をしたり，応用したり，新しいことを生み出す想像力や創造力を高めることにつながりやすい。

▶ 学習者の成熟度を査定する

　次に考えたいことは，人を教育してゆくときに，どちらのモデルを使用するのがよいのかという点です。その際にポイントとなるのは，指導者側が学習者の成

デメリット	
教師にとって	学習者にとって
・責任重大。育て方を間違えるとあらぬ方向に育つ可能性がある。 ・指導がゆきすぎるとハラスメントになる。 ・教師のミニチュア版を作成してしまう。	・教師側の方針・方法に合わないと学習者が苦しくなったり，事実上排除される可能性がある。 ・あまり考えなくてもすむと，自分の頭で考える力や創意工夫する力は育ちにくい。そのため指示待ち人間になる可能性がある。 ・教える際にスピードが速かったり，教え方が稚拙だと内容・方法の消化ができず，ついてゆけなくなる可能性がある。

デメリット	
教師にとって	学習者にとって
・あくまでも学習者のペースで学習が展開する。そのため指導者のパーソナリティにもよるかもしれないが，イライラしたり，つい手出しをしたくなってしまうなどのストレスが溜まる可能性がある。 ・やり方によっては，完全に放任になってしまう可能性もある。	・自分の好きなことを好きなだけしかやらないことで，苦手なことや興味のないことに取り組まない可能性が高くなる。そのため，興味・関心のない分野・領域の基礎・基本を身につけることが難しくなる。 ・それによりバランスの悪い発達を遂げてしまう，つまり非常に凸凹の激しい学力形成状態となる可能性がある。

熟度を見極め，その状態にあったモデルを使用することです。学習者の成熟度を確かめる項目を表14[7]にまとめました。この表の左側に書かれている項目をより多く満たしている状態が未成熟な状態を表しています。それに対して右側に書かれている項目をより多く満たしている状態が成熟した状態となります。

表 14　未成熟な状態から成熟した状態への変化のプロセスと指標になる項目

1.　依存	→	自立
2.　受動	→	能動
3.　主観性	→	客観性
4.　無知	→	啓発
5.　能力小	→	能力大
6.　責任がほとんどない	→	多くの責任
7.　狭い興味	→	幅広い興味
8.　利己	→	利他
9.　自己拒絶	→	自己受容
10.　自己同一性が不安定	→	統合された自己同一性
11.　特殊への関心	→	原理への関心
12.　皮相な関心	→	深い関心
13.　模倣	→	独創
14.　明確さの要求	→	あいまいさの許容
15.　衝動	→	理性

〔(7)志村鏡一郎(2002)より一部改変〕

　たとえば，新人看護師が入職後，職場で必要な知識や技術もある程度身につけ，同僚や患者さんに接する態度も安定し，一貫性をもつ関わりができるようになってきた場合には，表 14 の右側の項目を多く満たすようになっているはずで，かなり成熟した状態に達してきたと考えてよいでしょう。それに対して，入職後の期間内で身につけるべき看護に関する基礎的・基本的な知識や技術もわずかしか体得できておらず，同僚や患者さんに接する態度も不安定，かつ一貫性がなく，感情面での振れ幅が大きいという場合には，左側の項目の多くに該当する状態だと思いますので，看護師としてまだまだ未成熟だと考えられます。

　まずは表 14 を参照しながら，自分が関わっている学習者をイメージしながら，その成熟度を査定してみましょう。表 14 の項目群のどちらか一方だけに完全に片寄っているということは考えにくいと思います。したがって，通常，左側，右側のどちらにより多くの該当する項目があるかを見て，おおまかにその成熟度を査定することになりますし，それで十分だと思います。それによって，次に述べるように使用するモデルを変える必要が出てきます。

▶ 学習者の成熟度に応じて，用いる教育モデルを変える

　一般的には，学習者が未成熟な状態の場合には，「教」を重視した粘土細工モデ

ル(導管注入モデル)のような教師主導型アプローチ(以下，指導型アプローチ)が
より適していると考えられます。それによって，基礎・基本を徹底し，学ぶ基盤
をしっかりと築くわけです。

　それに対して，学習者自身がある程度経験を積み，試行錯誤を重ねながら，自
分の力で知識や技術についても少しずつ身につけ，周囲の人たちとも安定した関
わりができるようになってきた時には，「育」を重視した植物栽培モデル(有機体
モデル)のような学習者中心主義のアプローチ(以下，経験支援型アプローチ)で
関わるほうが，学習者の成長促進には効果的です。両者の関係を表現したものを
図17に示します。

　図17から，学習者の成熟度の高まりに応じて，指導者に徐々に直接的関与の
状態(関わりの度合いとして大)から間接的関与の状態(関わりの度合いとしては
小)へと変化をさせてゆくプロセスを読み取ることができます。学習者はその分，
自らの力で学習状況にコミットすることが強く求められるようになります。それ
によって徐々に成功体験を積み重ね，自信を養い，より積極的な学習行動を展開
できるようになることが期待されているわけです。

　では，これまで述べてきた学習者の成熟度に合わせた指導者の具体的な行動の
取り方について見てゆくことにしましょう。

　まずは藤田[8]の作成した表15を見てください。この表の左上部にメンバーの
成熟度というカテゴリー欄があります。ここでは，右側に寄れば寄るほど学習者
の成熟度が低くなり，左側に寄れば寄るほど成熟度が高くなる状態を指していま

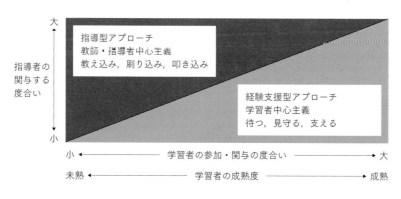

図17　指導型アプローチと経験支援型アプローチの関係

表15　リーダーのメンバーへの具体的関わり方

メンバーの成熟度	成熟 ← ┊ → 未熟			
	4	3	2	1
	行動 ←←← リーダーは，メンバーの成熟度に応じて関わりを変化させる →→→ 行動			
リーダーの行動	任せきる　手を放してみる　相談する　一緒にやる　傾聴する		方向づけをする　ほめる・励ます　的確に評価する　具体的に教える　手とり足とり	
参加者のニーズ	相互作用・観察・参画・演習　仲間感覚・自他信頼・よきライバル・自他探求		きちんとした構成・指示・叱咤激励・権威への尊敬	
リーダーの対応	相互作用・質問・資源の準備　フィードバック・観察・評価		講義・詳細なプログラム作成　資料・割当・励まし・支持　解釈・グレーディング	
手法の選択	here & now　←　←　←　←		→　→　→　→　講義	
	←　←　ワークショップのリーダーはこの範囲を自由に動く　→　→			
	←　←　スタッフはこの範囲で自由に研修をデザインする　→　→			

（地域活動研究所・ICE 資料）

〔8〕藤田敬一郎（1995）より一部改変〕

す。この欄のところは，図17の内容を重ね合わせて見ていくとよいでしょう。表15でいうメンバーは，学習者に該当すると考えてください。

　その下のカテゴリー欄にはリーダーの行動が書かれています。ここでいうリーダーとは教員や指導者などを指すと考えてみましょう。表中には「リーダーは，メンバーの成熟度に応じて関わりを変化させる」と書かれています。たとえば，学習者が未熟であれば，リーダーの関わりとしては，必然的に手取り足取り，具体的に教える，的確に評価する，ほめる・励ます，方向づけをするなどの行動が多く取られることになります。ただ，表中に記載されているように，必ずしもリーダーの行動は常に右側から左側に変わってゆくとは限りません。実際には行きつ戻りつしながら，徐々に時間をかけて左側方向に動いてゆくというイメージをもつことが重要です。大切なことは，学習者が未成熟であれば，この右側の枠

内にあるような関わりが，より多く行われるという点にあります。このような場合に用いられる教育モデルは，指導型アプローチになります。

　反対に学習者の成熟度が高くなれば，リーダーがとるべき行動は，左側の枠内にあるような傾聴する，一緒にやる，相談する，手を放してみる，任せきるという行動を多く取ることになります。この場合は経験支援型アプローチを採用することになります。リーダーの動きとしては，右側の構造化された状態から，左側の状況依存的で，臨機応変さ，創造性が強く求められる状態へと自在に動くことが期待されるわけです。これにより，学習者の自立性を高め，より高度な能力を身につけられるように支援するわけです。この表15から言えることは，個々の指導者としての得意・不得意はあるにしても，1人の指導者が，右側から左側へ，シームレスに，そして一貫性をもって学習者を導いてゆけるようになることが理想形だということになります。

　しかし，現実的に考えた場合，両方のアプローチを均等に使いこなせる指導者というのはそれほど多くはないはずです。むしろ大抵はどちらかのアプローチが得意で，もう一方のアプローチが苦手というのが普通ではないかと思います。

　では，なぜ，両方のアプローチをそれなりに使いこなせるようにしたほうがよいのでしょうか。それは，指導者の用いるアプローチに学習者の成長がかなり影響されるからです。指導者と学習者は信頼関係によって成立しています。したがって，指導者に対する尊敬・憧れ・信頼があれば，学習者はどこまでもついてゆきます。両者の間に深い信頼関係があれば，それが心の絆となって，学習者を強く牽引し続けることができます。このことは，指導者自身の限界が学習者の成長限界をもたらす可能性があるということも意味します。

　たとえば，指導者が粘土細工モデルしか用いることができなければ，基礎・基本の徹底はできるかもしれませんが，応用力を育てることには失敗するかもしれません。学習者の成熟度の高まりとともに，指導上の限界が生じ，むしろ学習者の成長を阻害することが増える可能性すらあります。あるいは指導者が植物栽培モデルしか用いることができなければ，学習者は基礎・基本をしっかりと身につけ，バランスの良い発達を保障されなくなるかもしれません。そのような状態を打ち破ってゆくためには，指導者自身が自らの限界を認め，時には苦手な部分の指導を他の指導者に託すことも必要になってくるでしょう。それによって急場を凌ぐということはあってよいと思います。

　指導者によっては，そのように選択肢を選ぶことは自分のプライドが許さないという方もいます。しかし，そのことは決して恥ではありませんし，学習者にとっても新しい学びを得る機会になり得るのです。指導者が自分の指導に限界があることを率直に認め，それをどのように克服してゆけるかを学習者に見せること，つまり他の指導者に委ね，自分の代わりに指導を継続してもらうことは，学習者からの信頼と尊敬を得ることになります。なぜなら学習者はそのような指導者の姿勢や生き方の中に誠実性や自己一致性を見ることができるからです。

　また，他者に適切な形で協力を仰ぐという関わりはチーム医療の原点であり，それを実体験として学ぶことができます。ただその一方で，指導者が自分の苦手を克服し，必ずしも得意ではなくても，学習者の成長を最後まで見届けられる程度の指導力を身につけられる（苦手なモデルを使いこなせる）ようになる努力は続けたいものです。それにより，学習者を未成熟な段階から成熟した段階に至るまでのすべての範囲において，とりあえず一貫した指導を展開できるようになるからです。

　指導者もまた一人の学習者です。決して完璧な存在ではありません。苦手なことを意識しつつ，克服するべく努力し続ける。そして自分の教えを受ける学習者と共に，成長してゆこうとする。そのような指導者の姿勢を見て学習者は奮起し，大きな飛躍を遂げてゆくのではないでしょうか。

参考文献
4) 白川静(2003)教，常用字解，127，平凡社.
5) 白川静(2003)育，常用字解，14，平凡社.
6) 松浦良充(2013)教育と成長，高桑和已編：慶應義塾大学教養研究センター極東証券寄付講座　生命の教養学IX　成長，28-31，慶應義塾大学出版会.
7) 志村鏡一郎(2002)10　アンドラゴジーの特質，第9章　生涯教育・生涯学習，松島　鈞，志村鏡一郎，天野正治監修，鈴木三平，巽幸孚編：現代学校教育要論―教職教養の教育学，253，日本文化科学社.
8) 藤田敬一郎(1995)院内研修を成功させるスキル，49，医学書院.
9) 藤岡完治，村島さい子，安酸史子(2001)学生とともに創る臨床実習指導ワークブック，医学書院.
10) 安酸史子，北川明(2018)経験型実習教育ワークブック，医学書院.

【事例フォーマット1】 事例検討後，すべて回収⇒シュレッダーにて処理 ／忘れずに提出してください。

指導者	新人教育担当者／先輩看護師	対象者	新人看護師(既卒者・中途採用者を含む)
対象者の背景	※対象者の年齢，性別，背景，職場での実態，本人の強み，弱みなど(指導者からの見取りを記入)		
患者及び 家族の背景	※必要に応じて記載		
検討したい場面 (必ずしも長くなく てよいのですが, 関わりがうまくい かなかった主要な 場面等を必ず会話 形式で再現してく ださい)	※指導上困った場面，迷った場面，葛藤を感じた場面，再度振り返りたい場面等を**必ず会話形式で記載すること**		
上記場面で指導 者として伝えた かったこと			
この事例での 検討内容	※この事例を取り上げる際，どのような点を検討してほしいかを記載		

【事例フォーマット 2】 事例検討後，すべて回収⇒シュレッダーにて処理／忘れずに提出してください。

指導者	臨地実習指導者	対象者	看護学生
対象者の背景	※対象者の年齢，性別，背景，これまで行ってきた実習，実習時や学校での実態，本人の強み，弱みなど(看護教員等からの聞き取り等や指導者本人による観察結果などを記入)		
患者及び家族の背景	※必要に応じて記載		
検討したい場面 (必ずしも長くなくてよいのですが，関わりがうまくいかなかった主要な場面等を**必ず会話形式で再現**してください)	※指導上困った場面，迷った場面，葛藤を感じた場面，再度振り返りたい場面等を**必ず会話形式で記載すること**		
上記場面で指導者として伝えたかったこと			
この事例での検討内容	※この事例を取り上げる際，どのような点を検討してほしいかを記載		

おわりに

　本書を執筆した2020～2021年には，新型コロナウィルス感染拡大の影響を受け，人類がこれまで経験したことのないような大きな変化が起きました。その影響は医療や教育の現場にも及んでいます。医療の現場では，重症患者の受け入れにマンパワーを割く必要性があることや，院内感染の防止などのさまざまな課題に対処する必要から，臨地実習生の受け入れが大きく制限されたり，実習そのものが中止となり，学内での演習に変更せざるえない状況が生まれています。その結果，臨地実習時間の大幅な不足が生じ，学生たちの基礎的・基本的な看護技術の習得等に大きな支障が生じたり，患者へのケア体験の大幅な不足が懸念されています。

　また，新入職者を受け入れる病院・施設サイドでも，彼らに対する新人教育をどのように行えばよいかについて，今の時点から頭を悩ませていると伺いました。一方，教育の現場においては，急激にオンライン化が進み，リモートでの講義が当たり前のようになってきています。しかし，直接対面で講義を行っていた時に比べ，学生同士が直接触れ合ったり，ディスカッションを行うことが難しくなり，孤立化し孤独を感じやすい傾向にある学生が増えたという指摘がなされています。なかにはメンタル面で不調を来し，学びを止めなくてはならなくなった学生たちも出てきています。

　世の中では，ウィズ・コロナ，アフター・コロナの時代のニューノーマル（新常態）として，三密を避け，人との距離をとり，なるべく人との接触をしない形で関わりをもつことが強く推奨されるようになりました。感染拡大の防止になかなか歯止めがかからない現状にあっては，このような傾向は今後も続いてゆくことが予想されます。確かに感染症の拡大を防ぐためには，やむえない部分もあります。しかし，私自身は前記のニューノーマルと呼ばれる状態に対して何の疑問も抱くことなく，それが当たり前のこととして日常的に受け入れられていくことには，強い抵抗感をもっています。なぜなら看護や介護や教育は，人との密な関わりのなかでこそ成立するという性質をもった分野だからです。これは濃密な身

体接触という関わりのなかで，命をつなぎ，進化を遂げてきた人間という種の在り方に関わる非常に重要な問題を孕んでいます。ですから，ある意味人間が最も必要としているコアな部分を一切合切取り払ったところで，本当に看護や介護，教育という営みが成り立つのかという点については，もっと真剣に考えるべきではないかと思うのです。

　もちろん，感染症の防止という観点は，個々の命を守るといううえで最大限に尊重されるべきものなので，その点について異論はありません。ですから，バーチャルリアリティやシミュレーション体験などによる代替手段によって，置き換えられるものがあるならば，それはそれでよいと思います。しかし，そうではなくて本当に残さなければならないもの，はずせないものは何なのかをもう一度吟味し，人が生きてゆくうえで必ず残さなければならないものを明らかにしてゆくステージにわれわれは立たされていると捉えたいと思います。コロナ禍によって，そのような本質的な部分に目を向けざるをえなくなったというところは皮肉なことですが，よい機会をもらったと思い，各自が自分の頭でしっかり考え抜くしないと思います。私自身も自分の持ち場での実践を通して，その解を探し続けたいと考えています。

　さて，ここまでコロナの時代における教育の困難さについて述べてきましたが，どのような時代においても教育という営みが容易なものではないことには変わりはありません。なかでも学生や新人の教育は，未来の後継者を育成し，看護文化を継承し新たな看護文化を再創造してゆくという意味においても非常に重要な課題です。ただ，彼らを一体どのように育ててゆけばよいかという点については，多くの方々が戸惑い，試行錯誤しながら取り組んでいるというのが実情かと思います。

　本書はそのような臨床の現場で教える立場にあって，教育や指導に悩みを抱えている看護師に向けた本として編集されました。今回私が一番伝えたかったポイントは，「教える際のヒントは既に日常の会話のなかに埋め込まれている」ということです。ですから，まったく新しく特別なことをするという意識は私にはありませんでした。むしろ普段，何気なく交わされている会話のやりとりをこれまで以上に注意深く観察し，分析することによって，これまでとは違う関わりが生み出せるようになればよいと考え，そのヒントになるようなものを書き記しまし

た。ただ，それを容易にし，効果的なものとするためには，いくつかの概念枠組み（モデルなど）があったほうがよいと思い，個々のケースをよく理解できるような複数のミニモデルを，事例編で提示しました。これらを思考する際の分析ツール（道具）として使いながら，個々のケースへの理解を深めて頂くとともに，類似の状況に遭遇した際に是非応用してみてください。これまでとは違った関わりが生まれてゆくのではないかと期待しています。

　また解説編では，事例編をより深く理解するための背景となるような基礎的・基本的な理論についても解説をしましたので，併せてお読みいただければ幸いです。本書が，読者の皆様のお役に立つことがあればこれほど嬉しいことはありません。是非，その手ごたえや感想をお聞かせ頂きたく思います。

　本書を執筆するにあたり，企画の立案から内容構成のアドバス，原稿の校正に至るまで，不慣れな著者を支え，叱咤激励して完成に導いて下さった医学書院看護出版部4課の大野　学氏には心から御礼を申し上げます。大野氏のサポートがなければ，本書が日の目を見ることはなかったと思います。また，企画立案の段階で，さまざまな提案をして下さり，本書が少しでも読みやすいものとなるように全体の構成等についてアドバスして下さった同部4課の藤居尚子氏にも感謝したいと思います。また今回は，事例編のイラストや本文の内容について，東邦大学看護企画室室長の細川さち子氏より大変有益な示唆をいただきました。そして，素敵なイラストを書いてくださった，佐田みそ氏にもお礼を申し上げたいと思います。皆様，本当にありがとうございました。

　最後に私事で恐縮ですが，本書執筆中に実父　新保幸範が心臓疾患のために急逝しました。これまで長きにわたり，親，兄弟姉妹，家族のために精一杯働いて支えてくれた父に深く感謝したいと思います。今回なかなか思うように筆が進まず，かなり苦しい思いをしましたし，編集部の方々にもご迷惑をおかけしましたが，ようやく完成に漕ぎつけることができたのは，天国にいる父からの見守りがあってのことだと感じております。本書を父に捧げます。

2021年8月29日
自宅にて

新保幸洋

索引